器官·疾病比较图谱

脊柱脊髓比较图谱

主　编　王廷华　胡侦明　余化霖

科学出版社

北　京

内 容 简 介

本书系"器官·疾病比较图谱"中的一个分册，重点展示哺乳类动物从大鼠到恒河猴再到人脊柱脊髓解剖学、组织学及影像学信息，同时介绍脊柱脊髓相关疾病。全书分为五篇，第一篇为正常脊柱脊髓解剖学比较；第二篇为正常脊柱脊髓组织学比较；第三篇为正常脊柱脊髓影像学比较；第四篇介绍了啮齿类和灵长类动物脊髓损伤模型；第五篇为人类脊柱脊髓疾病影像学比较。本书内容强调以临床为导向，兼顾基础，在展示正常脊柱脊髓解剖学、组织学与影像学特征的同时，注重大鼠、恒河猴到人的横向比较。

本书以图为主，配以适量文字，形象、直观，可供临床医生、医学或动物学科研和教学人员参考。

图书在版编目（CIP）数据

脊柱脊髓比较图谱 / 王廷华，胡侦明，余化霖主编. —北京：科学出版社，2018

（器官·疾病比较图谱）

ISBN 978-7-03-059387-0

Ⅰ.①脊… Ⅱ.①王… ②胡… ③余… Ⅲ.①脊柱－人体解剖学－图谱②脊髓－人体解剖学－图谱 Ⅳ.① R322.7-64 ② R322.81-64

中国版本图书馆CIP数据核字（2018）第250666号

责任编辑：沈红芬 / 责任校对：张小霞
责任印制：赵 博 / 封面设计：黄华斌

科学出版社 出版

北京东黄城根北街16号
邮政编码：100717
http://www.sciencep.com

北京画中画印刷有限公司 印刷
科学出版社发行 各地新华书店经销

*

2018年10月第 一 版 开本：787×1092 1/16
2018年10月第一次印刷 印张：9 3/4
字数：230 000

定价：98.00元
（如有印装质量问题，我社负责调换）

"器官·疾病比较图谱"编审委员会

《脊柱脊髓比较图谱》编写人员

主　编　王廷华　胡侦明　余化霖
副主编　邢如新　司学亮　江　亚　徐　杨　和占龙　朱高红
编　者（按姓氏汉语拼音排序）

陈贵全[1]	陈雪梅[2]	陈毅力[3]	但齐琴[2]	丁　雨[2]	段霞光[4]
冯成安[5]	冯成涛[6]	耿　鑫[6]	郝春光[4]	何　蕊[6]	何秀英[2]
和占龙[7]	洪仕君[5]	胡　怡[8]	胡侦明[9]	黄　金[6]	黄　强[2]
黄帅杰[10]	贾传广[11]	江　亚[5]	金　源[5]	李海波[12]	李慧芳[2]
李经辉[6]	李先斌[5]	刘　飞[2]	刘　佳[5]	刘文科[2]	刘杨琼[6]
吕龙宝[13]	马　征[5]	毛兴会[12]	牛瑞泽[5]	庞江霞[14]	秦维国[15]
沈皆亮[9]	司学亮[12]	苏　波[2]	孙　俊[5]	檀雅欣[5]	桃春辉[12]
王　棣[2]	王　磊[2]	王　雪[5]	王　艳[2]	王宝军[14]	王明政[16]
王廷华[2,5]	王旭阳[17]	王洋洋[2]	夏庆杰[2]	邢如新[18]	熊柳林[2]
徐　杨[2]	薛璐璐[5]	杨　浩[5]	杨　晋[6]	杨霄彦[4]	于　洋[5]
余化霖[6]	张　鑫[12]	张　忆[2]	张保磊[10]	张志坚[4]	赵晓明[19]
郑少洪[12]	周厚俊[6]	周建平[20]	朱高红[6]	邹　宇[2]	邹智荣[5]

编者单位

1	西南医科大学附属中医医院	11	枣庄市中医院
2	四川大学华西医院	12	昆明骨科医院
3	浙江大学医学院附属第四医院	13	中国科学院昆明动物研究所
4	内蒙古医科大学第三附属医院	14	包头市中心医院
5	昆明医科大学	15	云南中德骨科医院
6	昆明医科大学第一附属医院	16	诸城市人民医院
7	中国医学科学院医学生物学研究所	17	上海交通大学附属第六人民医院
8	云南省精神病医院	18	上海市浦东新区人民医院
9	重庆医科大学附属第一医院	19	四川大学
10	云南师范大学	20	昆明市呈贡区人民医院

一、脊柱（图 1-1-1 ～图 1-1-3）

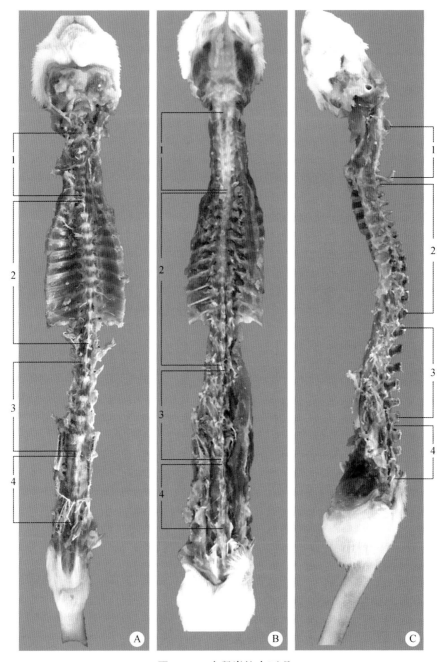

图 1-1-1　大鼠脊柱全面观

A. 大鼠脊柱前面观；B. 大鼠脊柱背面观；C. 大鼠脊柱侧面观

1. 颈椎 cervical vertebra
2. 胸椎 thoracic vertebra
3. 腰椎 lumbar vertebra
4. 荐椎 sacral vertebra

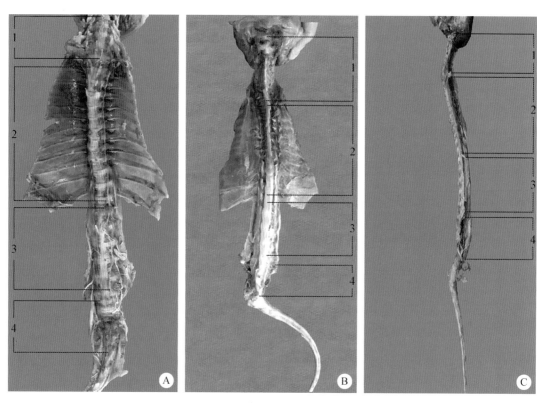

图 1-1-2　恒河猴脊柱全面观

A. 恒河猴脊柱前面观；B. 恒河猴脊柱背面观；C. 恒河猴脊柱侧面观

1. 颈椎 cervical vertebra　　　3. 腰椎 lumbar vertebra
2. 胸椎 thoracic vertebra　　　4. 荐椎 sacral vertebra

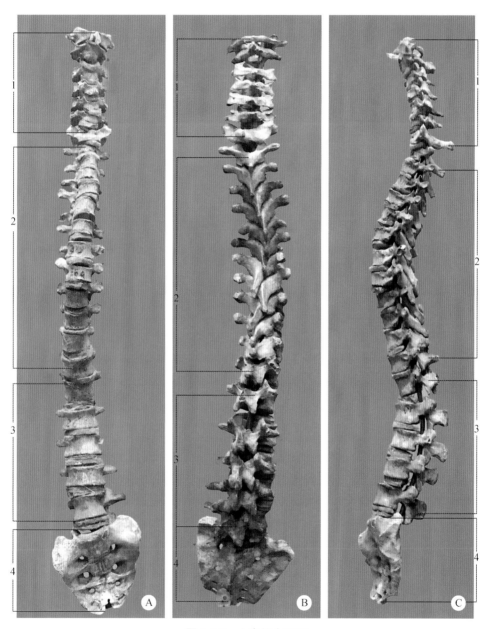

图 1-1-3 人脊柱全面观

A. 人脊柱前面观；B. 人脊柱背面观；C. 人脊柱侧面观

1. 颈椎 cervical vertebra   3. 腰椎 lumbar vertebra

2. 胸椎 thoracic vertebra   4. 骶椎 sacral vertebra

二、颈椎

颈椎（cervical vertebra）缩写 C，椎体较小，共 7 块，它们是灵活性最大、活动频率最高、负重较大的节段，包括特殊颈椎和普通颈椎。特殊颈椎分别是第 1 颈椎，又名寰椎（atlas）；第 2 颈椎，又名枢椎（axis）；第 7 颈椎，又名隆椎（prominent vartebra）。其余 4 块是普通颈椎。除第 1、第 2 颈椎结构有些特殊外，其余颈椎与胸、腰段椎骨大致相似，均包括椎体、椎弓、突起（包括横突、上下关节突和棘突）等基本结构。

1. 寰椎

第 1 颈椎又名寰椎，呈环形，无椎体、棘突和关节突，由前弓、后弓和侧块构成。前弓短，其后面正中有小的关节面称为齿突面；后弓较长，上面有椎动脉沟；侧块位于两侧，连接前后弓，其上各有一椭圆形关节面与枕髁相关联，其下面有一圆形关节面与枢椎的上关节突相关联；横突上为横突孔。成年大鼠寰椎椎孔前后径 0.5cm，左右径 0.6cm；成年恒河猴寰椎椎孔前后径 1.5cm，左右径 1.3cm；成人寰椎椎孔前后径 8cm，左右径 4.5cm（图 1-1-4 ～图 1-1-8）。

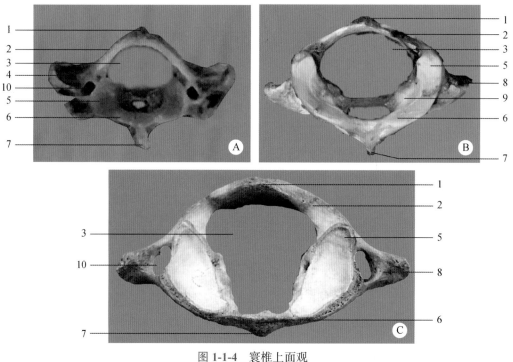

图 1-1-4　寰椎上面观

A. 大鼠寰椎上面观；B. 恒河猴寰椎上面观；C. 人寰椎上面观

1. 后结节 posterior tubercle	6. 前弓 anterior arch
2. 后弓 posterior arch	7. 前结节 anterior tubercle
3. 椎孔 vertebral foramen	8. 横突 transverse process
4. 寰椎翼 ala of atlas	9. 椎动脉沟 groove for vertebral artery
5. 上关节凹 superior articular fovea	10. 横突孔 transverse foramen

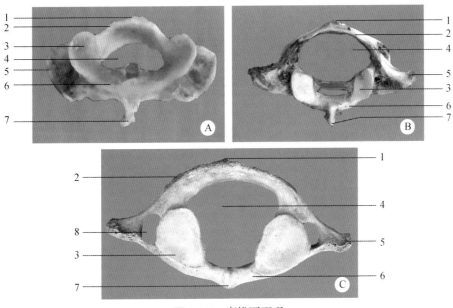

图 1-1-5　寰椎下面观

A. 大鼠寰椎下面观；B. 恒河猴寰椎下面观；C. 人寰椎下面观

1. 后结节 posterior tubercle
2. 后弓 posterior arch
3. 下关节凹 inferior articular fovea
4. 椎孔 vertebral foramen
5. 横突 transverse process
6. 前弓 anterior arch
7. 前结节 anterior tubercle
8. 横突孔 transverse foramen

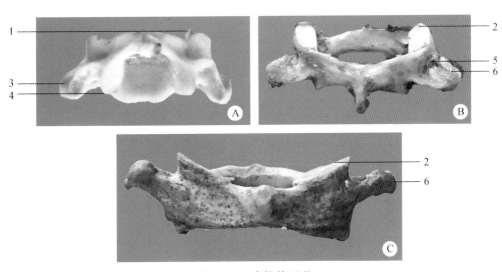

图 1-1-6　寰椎前面观

A. 大鼠寰椎前面观；B. 恒河猴寰椎前面观；C. 人寰椎前面观

1. 前关节突 anterior articular process
2. 上关节凹 superior articular fovea
3. 寰椎翼 ala of atlas
4. 后关节突 posterior articular process
5. 横突孔 transverse foramen
6. 横突 transverse process

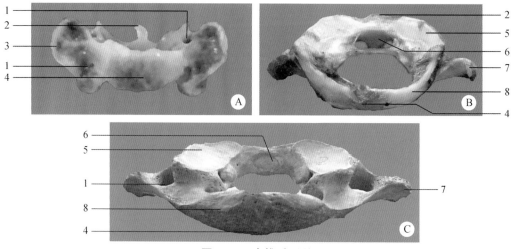

图 1-1-7　寰椎后面观

A. 大鼠寰椎后面观；B. 恒河猴寰椎后面观；C. 人寰椎后面观

1. 横突孔 transverse foramen
2. 前结节 anterior tubercle
3. 寰椎翼 ala of atlas
4. 后结节 posterior tubercle
5. 上关节面 superior articular facet
6. 齿突凹 dental fovea
7. 横突 transverse process
8. 后弓 posterior arch

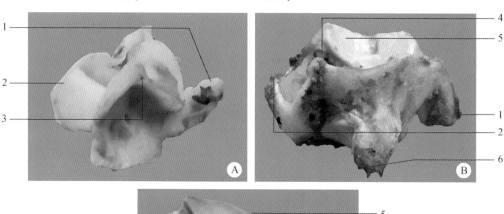

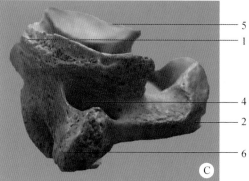

图 1-1-8　寰椎侧面观

A. 大鼠寰椎侧面观；B. 恒河猴寰椎侧面观；C. 人寰椎侧面观

1. 前结节 anterior tubercle
2. 后结节 posterior tubercle
3. 寰椎翼 ala of atlas
4. 横突孔 transverse foramen
5. 上关节凹 superior articular fovea
6. 横突 transverse process

2. 枢椎

第 2 颈椎又名枢椎，枢椎特有一个椎体向上的齿突，齿突与寰椎前弓形成关节，齿突曾经是寰椎椎体的一部分，但之后脱离寰椎，融合到枢椎；枢椎的棘突宽大且分叉；横突较小，略朝下。成年大鼠枢椎椎孔前后径 0.5cm，左右径 0.45cm；成年恒河猴枢椎椎孔前后径 1cm，左右径 1.1cm；成人枢椎椎孔前后径 5.5cm，左右径 4.5cm（图 1-1-9 ～图 1-1-13）。

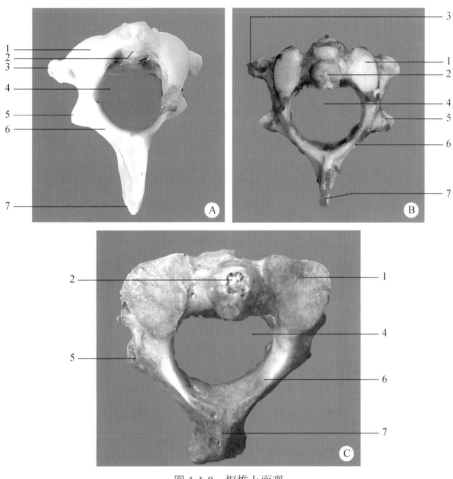

图 1-1-9　枢椎上面观

A. 大鼠枢椎上面观；B. 恒河猴枢椎上面观；C. 人枢椎上面观

1. 上关节面 superior articular facet
2. 齿突 dens
3. 横突 transverse process
4. 椎孔 vertebral foramen
5. 下关节突 inferior articular process
6. 椎弓 vertebral arch
7. 棘突 spinous process

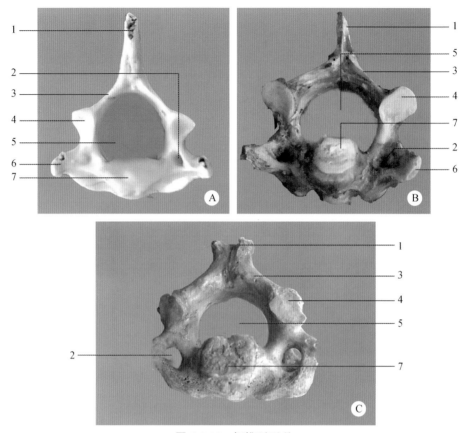

图 1-1-10　枢椎下面观

A. 大鼠枢椎下面观；B. 恒河猴枢椎下面观；C. 人枢椎下面观

1. 棘突 spinous process　　　　　5. 椎孔 vertebral foramen
2. 横突孔 transverse foramen　　　6. 横突 transverse process
3. 椎弓 vertebral arch　　　　　　7. 椎体 vertebral body
4. 下关节面 inferior articular facet

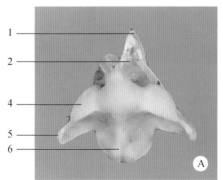
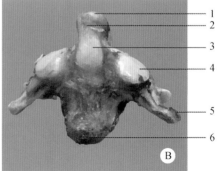

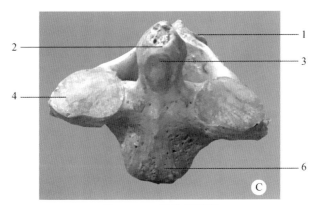

图 1-1-11 枢椎前面观

A. 大鼠枢椎前面观；B. 恒河猴枢椎前面观；C. 人枢椎前面观

1. 棘突 spinous process
2. 齿突 dens
3. 前关节面 anterior articular facet
4. 上关节面 superior articular facet
5. 横突 transverse process
6. 椎体 vetebral body

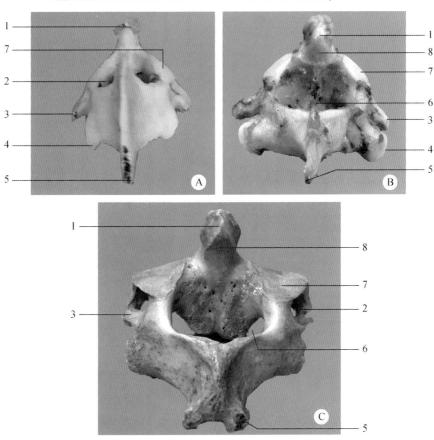

图 1-1-12 枢椎后面观

A. 大鼠枢椎后面观；B. 恒河猴枢椎后面观；C. 人枢椎后面观

1. 齿突 dens
2. 横突孔 transverse foramen
3. 横突 transverse process
4. 后关节突 posterior articular process
5. 棘突 spinous process
6. 椎孔 vetebral foramen
7. 上关节面 superior articular facet
8. 后关节面 posterior articular facet

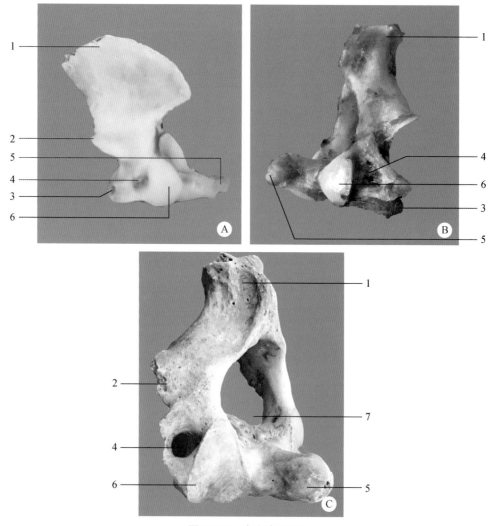

图 1-1-13　枢椎侧面观

A. 大鼠枢椎侧面观；B. 恒河猴枢椎侧面观；C. 人枢椎侧面观

1. 棘突 spinous process
2. 后关节突 posterior articular process
3. 椎体 vertebral body
4. 横突孔 transverse foramen
5. 齿突 dens
6. 上关节面 superior articular facet
7. 椎孔 vertebral foramen

3. 隆椎

　　第 7 颈椎又名隆椎，属于不规则骨，它的棘突最长，当头向前屈时棘突隆起，易于触及，是临床计算椎骨数目的标志。成年大鼠隆椎椎孔前后径 0.3cm，左右径 0.4cm；成年恒河猴隆椎椎孔前后径 0.7cm，左右径 1.2cm；成人隆椎椎孔前后径 7cm，左右径 5cm（图 1-1-14 ～图 1-1-18）。

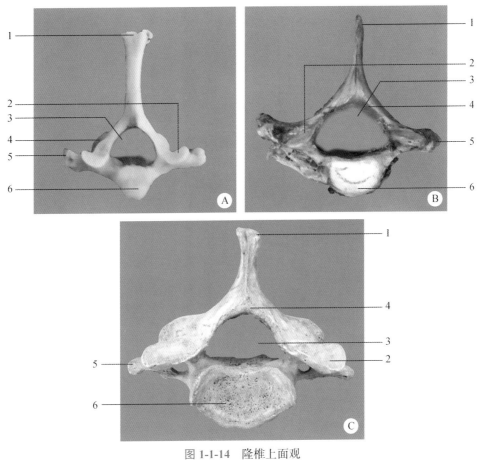

图 1-1-14 隆椎上面观

A. 大鼠隆椎上面观；B. 恒河猴隆椎上面观；C. 人隆椎上面观

1. 棘突 spinous process
2. 上关节面 superior articular facet
3. 椎孔 vertebral foramen
4. 椎弓 vertebral arch
5. 横突 transverse process
6. 椎体 vertebral body

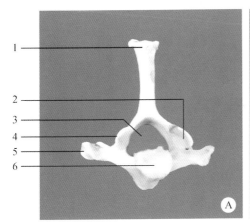

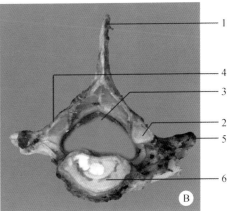

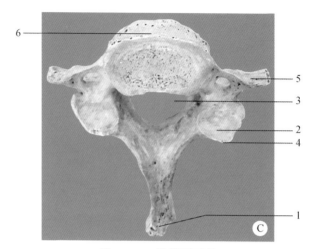

图 1-1-15　隆椎下面观

A. 大鼠隆椎下面观；B.恒河猴隆椎下面观；C. 人隆椎下面观

1. 棘突 spinous process
2. 下关节面 inferior articular facet
3. 椎孔 vertebral foramen

4. 下关节突 inferior articular process
5. 横突 transverse process
6. 椎体 vertebral body

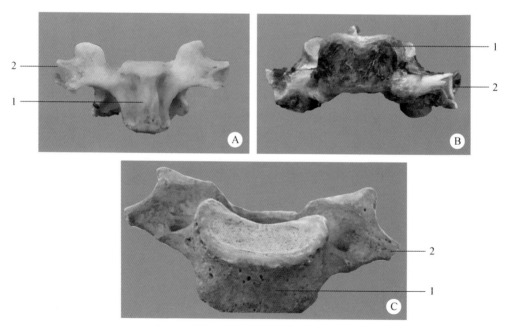

图 1-1-16　隆椎前面观

A. 大鼠隆椎前面观；B.恒河猴隆椎前面观；C. 人隆椎前面观
1. 椎体 vertebral body　　　2. 横突 transverse process

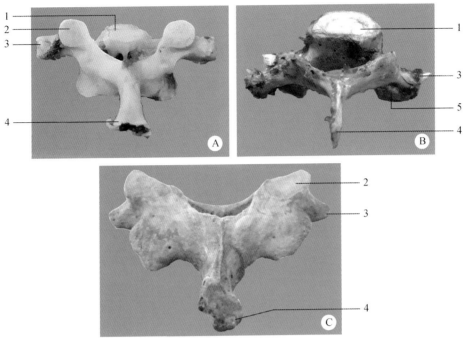

图 1-1-17 隆椎后面观

A. 大鼠隆椎后面观；B. 恒河猴隆椎后面观；C. 人隆椎后面观

1. 椎体 vertebral body
2. 上关节面 superior articular facet
3. 横突 transverse process
4. 棘突 spinous process
5. 下关节面 inferior articular facet

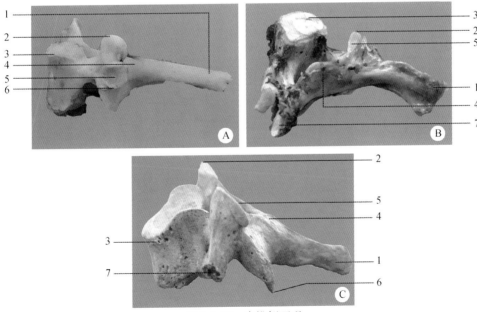

图 1-1-18 隆椎侧面观

A. 大鼠隆椎侧面观；B. 恒河猴隆椎侧面观；C. 人隆椎侧面观

1. 棘突 spinous process
2. 上关节突 superior articular process
3. 椎体 vertebral body
4. 椎弓 vertebral arch
5. 上关节面 superior articular facet
6. 下关节突 inferior articular process
7. 横突 transverse process

三、胸椎

胸椎（thoracic vertebra）缩写 T，大鼠的胸椎 13 块，恒河猴和人的胸椎 12 块。典型的胸椎包括椎体、椎弓和突起，椎体的后面是棘突，侧面是横突，左右各有一个关节突。椎体从上向下逐渐增大；在椎体侧面后部近体上缘和下缘处，各有半球形肋凹，与肋骨形成肋横突关节；棘突较长，向后下方倾斜，并依次相掩，呈叠瓦状。成年大鼠胸椎椎孔前后径 0.3cm，左右径 0.5cm；成年恒河猴胸椎椎孔前后径 0.6cm，左右径 1.4cm；成人胸椎椎孔前后径 0.5cm，左右径 2cm（图 1-1-19 ～图 1-1-23）。

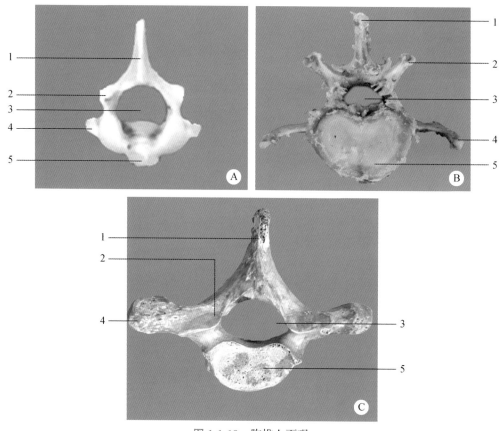

图 1-1-19　胸椎上面观

A. 大鼠胸椎上面观；B. 恒河猴胸椎上面观；C. 人胸椎上面观

1. 棘突 spinous process　　　　　　4. 横突 transverse process
2. 上关节面 superior articular facet　　5. 椎体 vertebral body
3. 椎孔 vertebral foramen

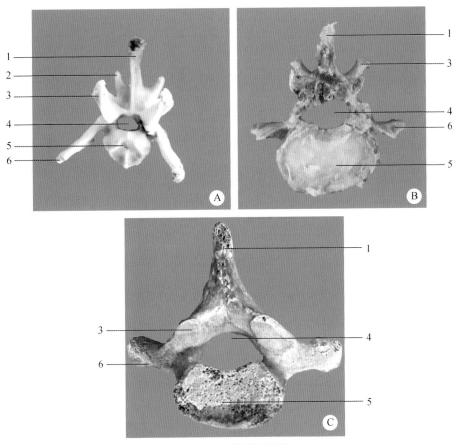

图 1-1-20　胸椎下面观

A. 大鼠胸椎下面观；B. 恒河猴胸椎下面观；C. 人胸椎下面观

1. 棘突 spinous process	4. 椎孔 vertebral foramen
2. 乳突 mastoid	5. 椎体 vertebral body
3. 下关节面 inferior articular facet	6. 横突 transverse process

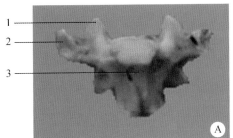

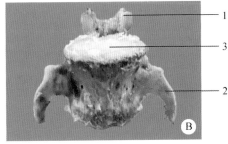

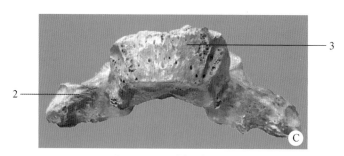

图 1-1-21　胸椎前面观

A. 大鼠胸椎前面观；B. 恒河猴胸椎前面观；C. 人胸椎前面观
1. 上关节突 superior articular process　　　3. 椎体 vertebral body
2. 横突 transverse process

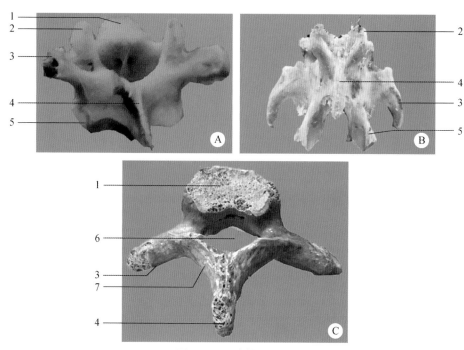

图 1-1-22　胸椎后面观

A. 大鼠胸椎后面观；B. 恒河猴胸椎后面观；C. 人胸椎后面观

1. 椎体 vertebral body　　　　　　　　　　5. 下关节突 inferior articular process
2. 上关节突 superior articular process　　　6. 椎孔 vertebral foramen
3. 横突 transverse process　　　　　　　　7. 椎弓板 lamina of vertebral arch
4. 棘突 spinous process

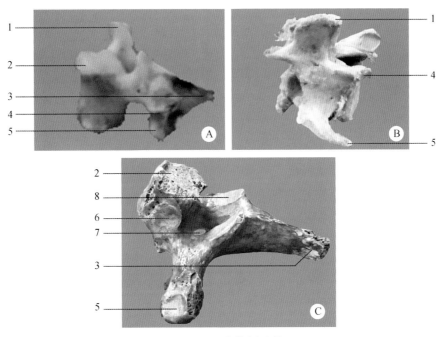

图 1-1-23　胸椎侧面观

A. 大鼠胸椎侧面观；B. 恒河猴胸椎侧面观；C. 人胸椎侧面观

1. 上关节突 superior articular process
5. 下关节突 inferior articular process
2. 椎体 vertebral body
6. 上肋凹 superior costal fovea
3. 棘突 spinous process
7. 椎孔 vertebral foramen
4. 横突 transverse process
8. 上关节面 superior articular facet

四、腰椎

腰椎（lumbar vertebra）缩写 L，大鼠腰椎 6 块，恒河猴腰椎 7 块，人腰椎 5 块。椎体高大；横断面呈肾形；椎孔呈三角形；上、下关节突粗大，上关节突的后缘有一卵圆形的隆起，称乳突；棘突宽而短，呈板状，水平伸向后方。成年大鼠腰椎椎孔前后径 0.1cm，左右径 0.25cm；成年恒河猴腰椎椎孔前后径 0.85cm，左右径 1.1cm；成人腰椎椎孔前后径 1.8cm，左右径 1.65cm（图 1-1-24 ～图 1-1-28）。

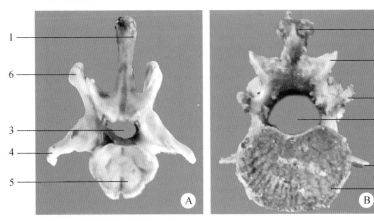

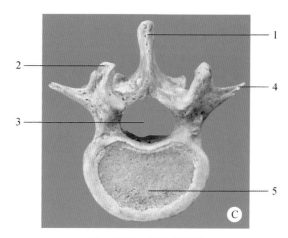

图 1-1-24   腰椎上面观

A. 大鼠腰椎上面观；B. 恒河猴腰椎上面观；C. 人腰椎上面观

1. 棘突 spinous process
2. 上关节突 superior articular process
3. 椎孔 vertebral foramen
4. 横突 transverse process
5. 椎体 vertebral body
6. 乳突 mamillary process
7. 副突 processus accessories

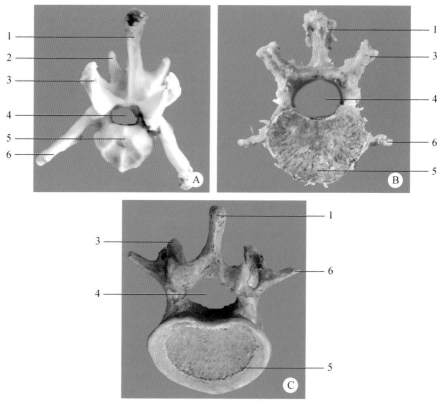

图 1-1-25   腰椎下面观

A. 大鼠腰椎下面观；B. 恒河猴腰椎下面观；C. 人腰椎下面观

1. 棘突 spinous process
2. 乳突 mamillary process
3. 下关节突 inferior articular process
4. 椎孔 vertebral foramen
5. 椎体 vertebral body
6. 横突 transverse process

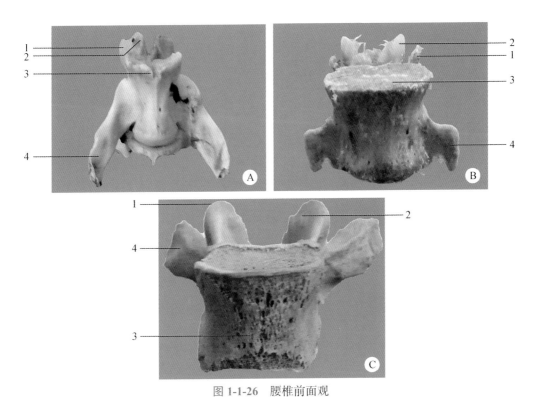

图 1-1-26　腰椎前面观

A. 大鼠腰椎前面观；B. 恒河猴腰椎前面观；C. 人腰椎前面观

1. 上关节突 superior articular process　　3. 椎体 vertebral body
2. 乳突 mamillary process　　4. 横突 transverse process

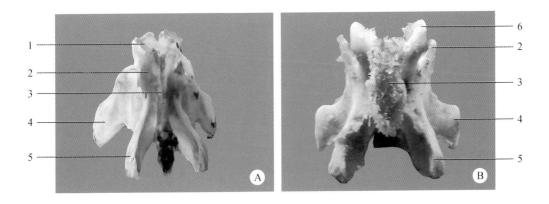

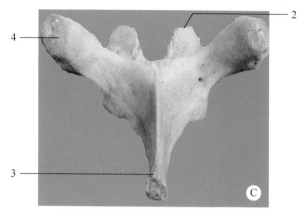

图 1-1-27　腰椎后面观

A. 大鼠腰椎后面观；B. 恒河猴腰椎后面观；C. 人腰椎后面观

1. 椎体 vertebral body
2. 上关节突 superior articular process
3. 棘突 spinous process
4. 横突 transverse process
5. 下关节突 inferior articular process
6. 乳突 mamillary process

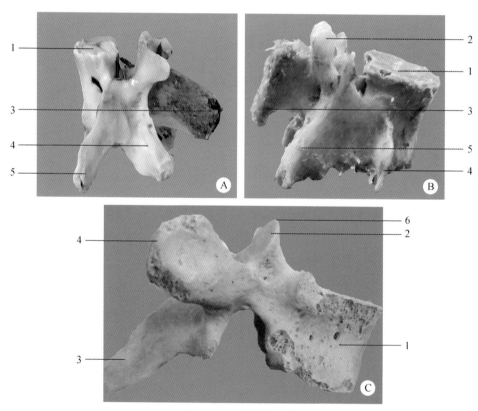

图 1-1-28　腰椎侧面观

A. 大鼠腰椎侧面观；B. 恒河猴腰椎侧面观；C. 人腰椎侧面观

1. 椎体 vertebral body
2. 上关节面 superior articular facet
3. 棘突 spinous process
4. 横突 transverse process
5. 下关节突 inferior articular process
6. 上关节突 superior articular process

五、骶椎

骶椎（sacral vertebra）缩写 S，大鼠和恒河猴的骶椎（亦称荐椎）都是 4 块，人的骶骨是由 5 块骶椎组成。骶骨呈倒三角形，底向上，尖向下，前面凹陷，上缘有岬，中部有4 条横线，横线两端是 4 对骶前孔。背面粗糙隆凸，正中部为骶正中嵴，中间部为骶中间嵴，此嵴外侧有 4 对骶后孔。孔外侧部有骶外侧嵴。骶前后孔与骶管相通，有骶神经前、后支通过。骶管下端的裂孔为骶管裂孔，两侧向下突出为骶角。骶骨外侧部上份有耳状面，与髂骨耳状面相关节，耳状面后方骨面凹凸不平，称骶粗隆（图 1-1-29 ～图 1-1-33）。

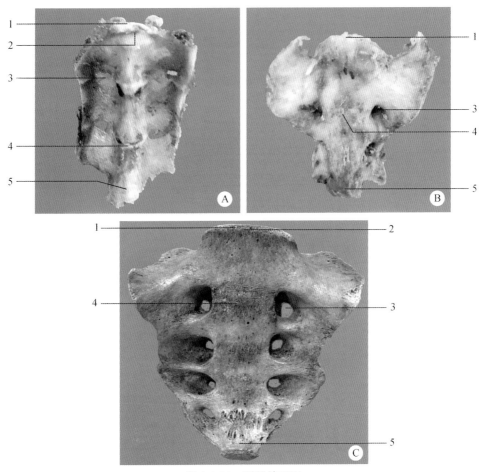

图 1-1-29　骶骨前面观

A. 大鼠骶骨前面观；B. 恒河猴骶骨前面观；C. 人骶骨前面观
1. 骶骨底 base of sacrum　　　　　4. 横线 transverse line
2. 岬 promontory　　　　　　　　　5. 骶骨尖 apex of sacrum
3. 骶前孔 anterior sacral foramina

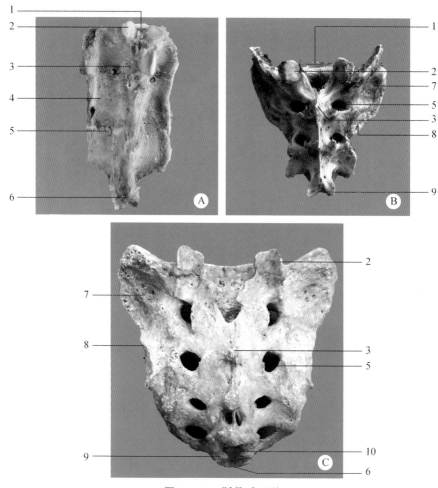

图 1-1-30　骶骨后面观

A. 大鼠骶骨后面观；B. 恒河猴骶骨后面观；C. 人骶骨后面观

1. 骶骨底 base of sacrum
2. 上关节突 superior articular process
3. 骶正中嵴 median sacral crest
4. 横突 transverse process
5. 骶后孔 posterior sacral foramina
6. 骶骨尖 apex of sacrum
7. 骶粗隆 sacral tuberosity
8. 耳状面 auricular surface
9. 骶角 sacral cornu
10. 骶管裂孔 sacral hiatus

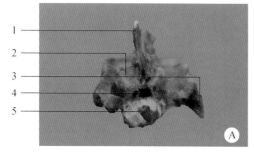

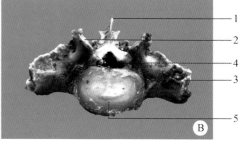

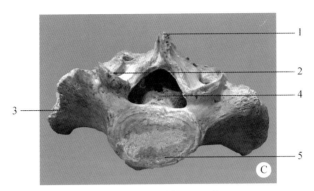

图 1-1-31　骶骨上面观

A. 大鼠骶骨上面观；B. 恒河猴骶骨上面观；C. 人骶骨上面观

1. 骶正中嵴 median sacral crest
2. 上关节突 superior articular process
3. 骶骨翼 ala of sacrum
4. 骶管 sacral canal
5. 骶骨底 base of sacrum

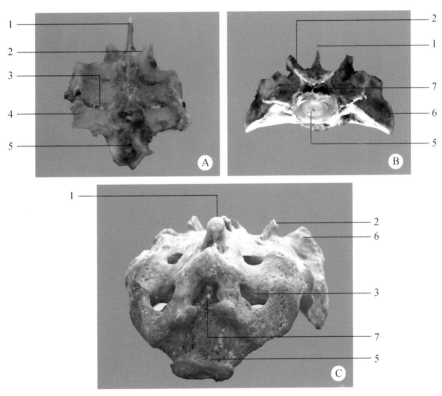

图 1-1-32　骶骨下面观

A. 大鼠骶骨下面观；B. 恒河猴骶骨下面观；C. 人骶骨下面观

1. 骶正中嵴 median sacral crest
2. 上关节突 superior articular process
3. 骶后孔 posterior sacral foramina
4. 横突 transverse process
5. 骶骨尖 apex of sacrum
6. 骶粗隆 sacral tuberosity
7. 骶管裂孔 sacral hiatus

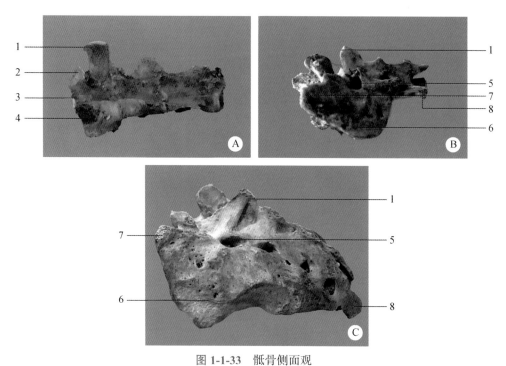

图 1-1-33　骶骨侧面观

A. 大鼠骶骨侧面观；B. 恒河猴骶骨侧面观；C. 人骶骨侧面观

1. 骶正中嵴 median sacral crest
2. 乳突 mamillary process
3. 椎体 vertebral body
4. 横突 transverse process
5. 骶后孔 posterior sacral foramina
6. 耳状面 auricular surface
7. 骶粗隆 sacral tuberosity
8. 骶骨尖 apex of sacrum

六、椎间孔

椎间孔是由上一块椎骨的椎下切迹和下一块椎骨的椎上切迹构成（图 1-1-34）。上下界为椎弓根，前界为椎体和椎间盘的后外侧面，后界为椎间关节的关节囊，黄韧带外侧缘亦构成部分椎间孔后界。椎间孔呈节段性，内有脊神经和血管通过。正常情况下，椎间孔要比通过它的所有神经血管宽大，剩余空隙被疏松的结缔组织和脂肪组织填充，以适应这些结构的轻度相对运动。

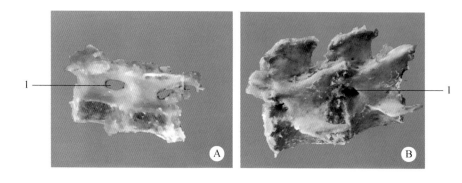

第二篇
正常脊柱脊髓组织学比较

第一章 椎体脱钙 HE 染色

苏木素－伊红染色法（hematoxylin-eosin staining），简称 HE 染色法，是最为常用的组织学染色方法，也是石蜡组织切片技术中常用的染色法之一。苏木素染液为碱性，主要使细胞核内的染色质与胞质内的核酸着紫蓝色，称为嗜碱性染色或嗜碱性物质；伊红为酸性染料，主要使细胞质和细胞外基质中的成分着红色。HE 染色法是组织学、胚胎学、病理学教学与科研中最基本、使用最广泛的技术方法。

HE 染色基本步骤：

（1）石蜡切片脱蜡：二甲苯Ⅰ（10min）—二甲苯Ⅱ（10min）—100% 乙醇Ⅰ（2min）—100% 乙醇Ⅱ（2min）—95% 乙醇溶液（2min）—90% 乙醇溶液（2min）—80% 乙醇溶液（2min）—蒸馏水（2min）。

（2）苏木素染色 7min。

（3）流水冲洗。

（4）盐酸乙醇分化 1min。

（5）流水冲洗 5～6min。

（6）伊红染色 15s。

（7）脱水、封片：80% 乙醇溶液（15s）—90% 乙醇溶液（15s）—95% 乙醇溶液（2min）—100% 乙醇Ⅰ（2min）—100% 乙醇Ⅱ（2min）—二甲苯Ⅰ（2min）—二甲苯Ⅱ（2min）—封片。

椎体脱钙 HE 染色可见多种细胞（图 2-1-1～图 2-1-3）。例如，骨细胞：单个分散于骨板之间或骨板之内，胞体较小，呈椭圆形，位于骨陷窝内，胞体伸出许多细长突起，位于骨小管内。相邻骨细胞的突起形成缝隙连接，因而骨小管也彼此通联。软骨细胞：位于软骨陷窝中，外围的幼稚软骨细胞外形呈双凸透镜状，单个分布，中央部位的成熟软骨细胞呈圆形，常成群分布。成骨细胞：位于骨组织表面，单层排列，胞体较大，呈立方形或矮柱状，表面伸出许多细小突起，并与邻近的成骨细胞或骨细胞的突起形成缝隙连接，核也较大、呈圆形，可见明显的核仁，成年前数量较多，成年后减少。破骨细胞：数量较少，位于骨组织表面的小凹陷内，是一种多核大细胞（含核 2～50 个），一般认为它是由多个单核细胞融合形成。

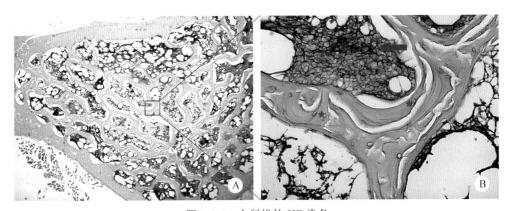

图 2-1-1　大鼠椎体 HE 染色

A.40×；B.400×；星号示骨细胞，箭头示骨髓腔

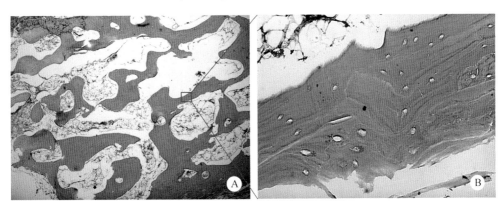

图 2-1-2　恒河猴椎体 HE 染色

A.40×；B.400×；星号示骨细胞

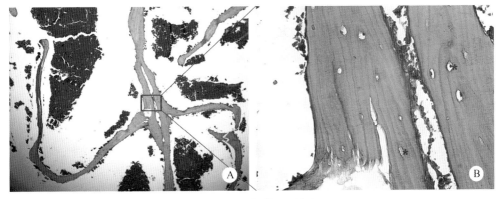

图 2-1-3　人椎体 HE 染色

A.40×；B.400×；星号示骨细胞

第二章　椎间盘 HE 染色

椎间盘亦称椎间纤维软骨，是由中央部的髓核和周围部的纤维环组成，HE 染色可见髓核组织结构疏松，含有大量基质成分，胶原纤维量少，呈细束状分散排列，并可见散在的软骨样细胞；纤维环板层结构致密，细胞成分较多，呈梭形纤维细胞样或呈软骨细胞样（图 2-2-1 ～图 2-2-3）。

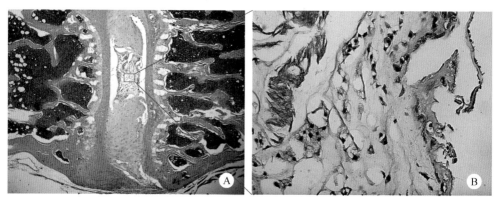

图 2-2-1　大鼠椎间盘 HE 染色

A.40×；B.400×

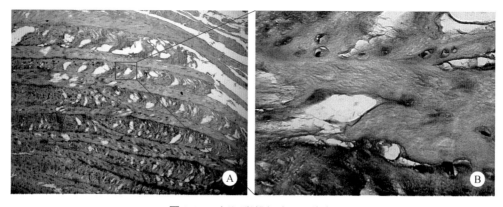

图 2-2-2　恒河猴椎间盘 HE 染色

A.40×；B.400×

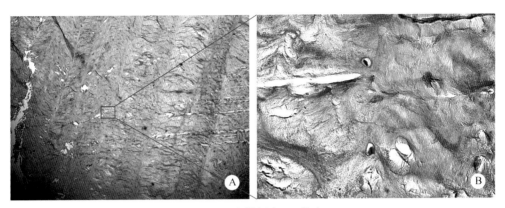

图 2-2-3　人椎间盘 HE 染色

A.40×；B.400×

第三章　韧带 HE 染色

韧带主要由胶原纤维和弹力纤维组成，在 HE 染色下，可见纤维排列规则，呈波浪状，纤维间细胞稀疏，主要为纤维细胞，呈梭形（图 2-3-1 ～图 2-3-9）。

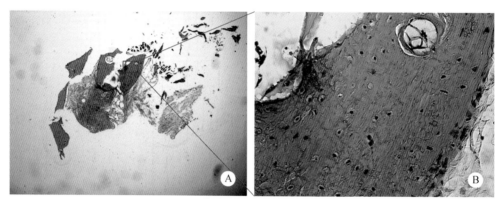

图 2-3-1　大鼠黄韧带 HE 染色

A.40×；B.400×

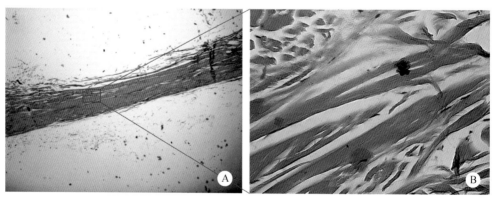

图 2-3-2　恒河猴黄韧带 HE 染色

A.40×；B.400×

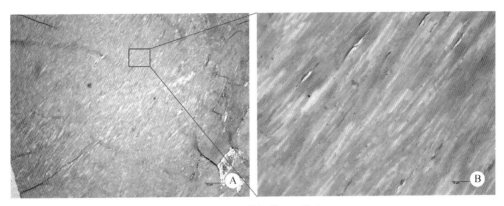

图 2-3-3　人黄韧带 HE 染色

A.40×；B.400×

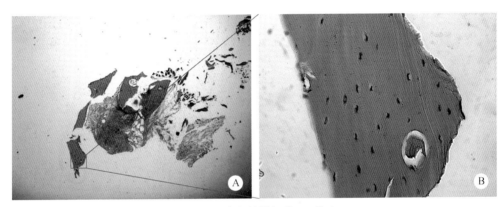

图 2-3-4　大鼠前纵韧带 HE 染色

A.40×；B.400×

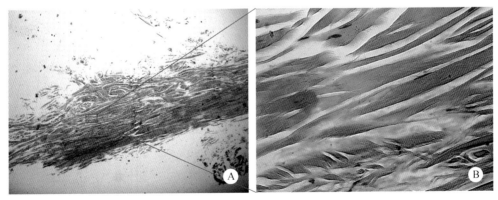

图 2-3-5　恒河猴前纵韧带 HE 染色

A.40×；B.400×

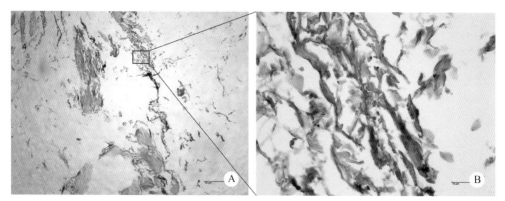

图 2-3-6　人前纵韧带 HE 染色

A.40×；B.400×

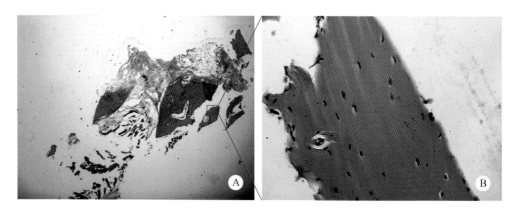

图 2-3-7　大鼠后纵韧带 HE 染色

A.40×；B.400×

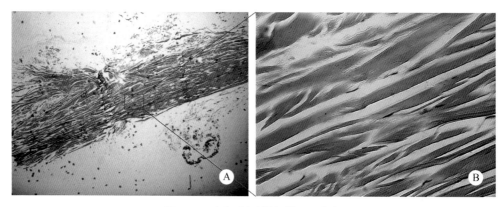

图 2-3-8　恒河猴后纵韧带 HE 染色

A.40×；B.400×

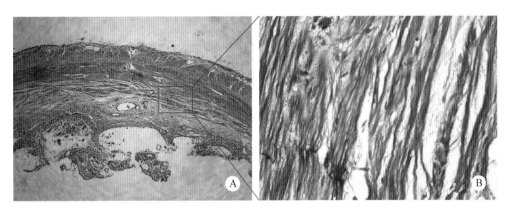

图 2-3-9　人后纵韧带 HE 染色

A.40×；B.400×

第四章 脊髓 HE 染色

　　脊髓是由中央部的一个 H 形（蝴蝶形）灰质和周围部的白质构成，脊髓 HE 染色组织结构清晰，层次规整，条理性强，灰质中可见较多的神经元，大部分胞体呈多极形态，轮廓清晰，结构完整，胞核大多位于细胞中央，核仁清晰可见；白质中可见大量的蜘蛛样细胞，即纤维性星形胶质细胞，有直而细长的突起，且分支较少，胞质内含有较多的胶质纤维原（图 2-4-1 ～图 2-4-9）。

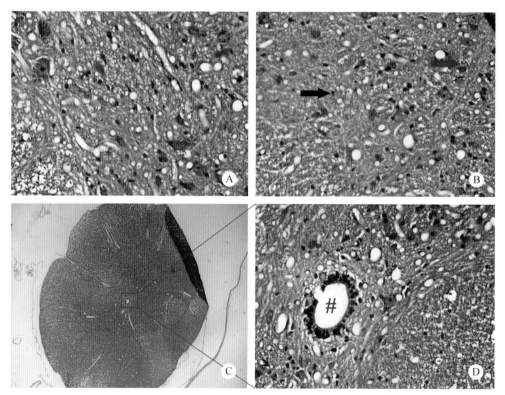

图 2-4-1 大鼠颈髓 HE 染色

A.前角，400×；B.后角，400×；C.颈髓，40×；D.中央管，400×。红色星号示运动神经元；红色箭头示感觉神经元；黑色箭头示星形胶质细胞；#示中央管

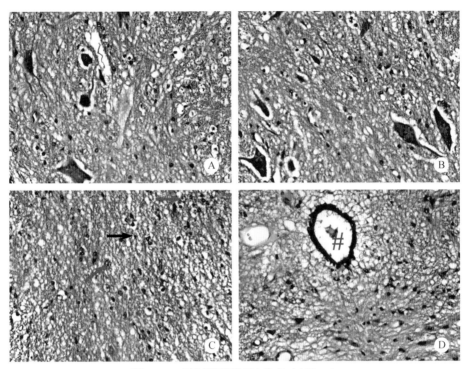

图 2-4-2 恒河猴颈髓 HE 染色（400×）

A、B.前角；C.后角；D.中央管。红色星号示运动神经元；红色箭头示感觉神经元；黑色箭头示星形胶质细胞；# 示中央管

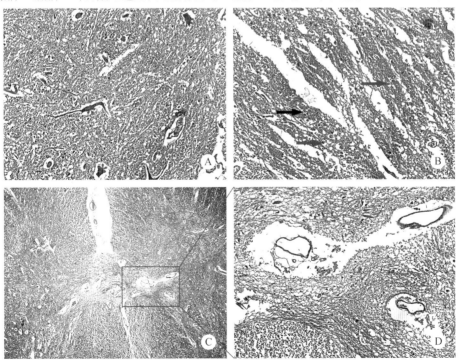

图 2-4-3 人颈髓 HE 染色

A.前角，200×；B.后角，200×；C.灰质，40×；D.中央管附近灰质，200×。红色星号示运动神经元；红色箭头示感觉神经元；黑色箭头示星形胶质细胞

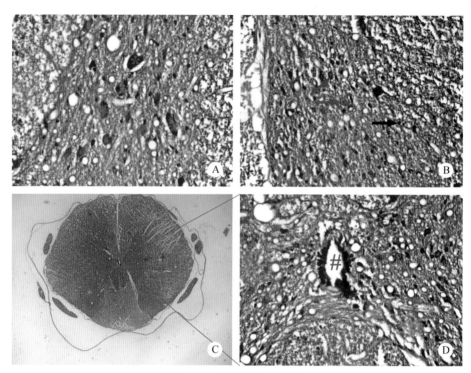

图 2-4-4　大鼠胸髓 HE 染色

A. 前角，400×；B. 后角，400×；C. 胸髓，40×；D. 中央管，400×。红色星号示运动神经元；红色箭头示感觉神经元；黑色箭头示星形胶质细胞；# 示中央管

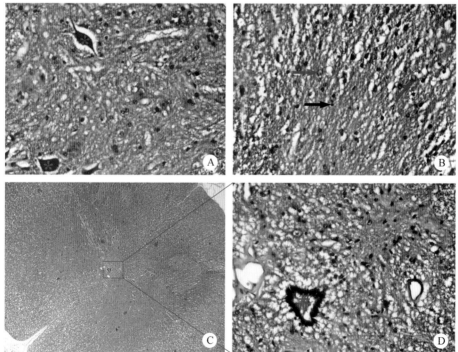

图 2-4-5　恒河猴胸髓 HE 染色

A. 前角，400×；B. 后角，400×；C. 灰质，40×；D. 中央管，400×。红色星号示运动神经元；红色箭头示感觉神经元；黑色箭头示星形胶质细胞；# 示中央管

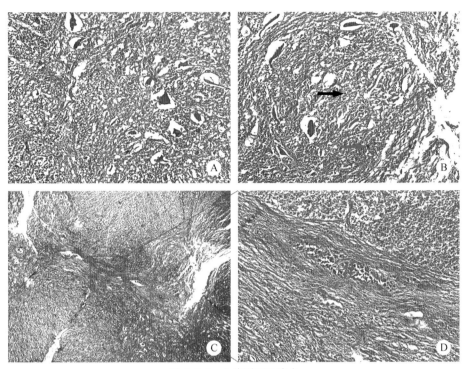

图 2-4-6 人胸髓 HE 染色

A. 前角，200×；B. 后角，200×；C. 胸髓，40×；D. 中央管，200×。红色星号示运动神经元；红色箭头示感觉神经元；黑色箭头示星形胶质细胞；#示中央管

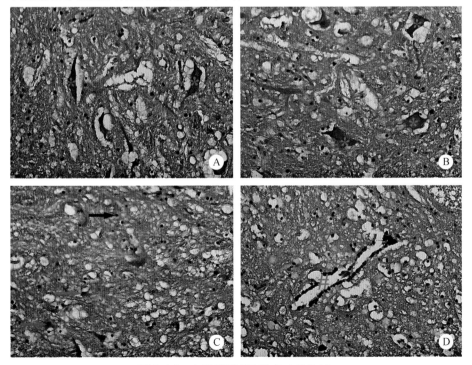

图 2-4-7 大鼠腰髓 HE 染色（400×）

A、B. 前角；C. 后角；D. 中央管。红色星号示运动神经元；红色箭头示感觉神经元；黑色箭头示星形胶质细胞；#示中央管

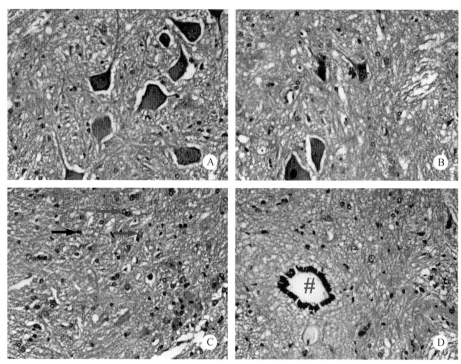

图 2-4-8   恒河猴腰髓 HE 染色（400×）

A、B. 前角；C. 后角；D. 中央管。红色星号示运动神经元；红色箭头示感觉神经元；黑色箭头示星形胶质细胞；#示中央管

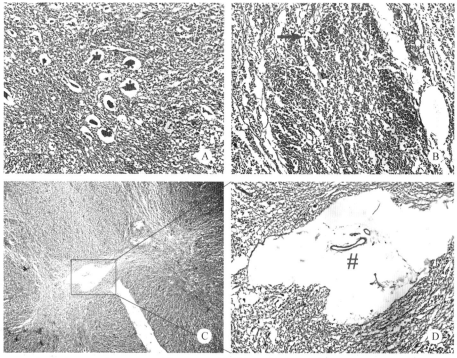

图 2-4-9   人腰髓 HE 染色

A. 前角，200×；B. 后角，200×；C. 腰髓，40×；D. 中央管，200×。红色星号示运动神经元；红色箭头
示感觉神经元；#示中央管

第五章　脊髓尼氏染色

神经元是神经系统的结构和功能单位，包括一个具有皱褶核膜的大细胞核、稀疏的染色质和一个明显的核仁。高倍镜下，可见脊髓前角神经细胞的胞质中许多蓝色颗粒或网状结构，此即为尼氏体。尼氏体指存在于各种脊椎动物和无脊椎动物神经细胞中的嗜碱性颗粒群。尼氏颗粒可以用很多染色来显示，如中性红、亚甲基蓝、甲苯胺蓝和甲基紫等。各种神经细胞内都含有尼氏体，但其形状、数量和分布常常不同。尼氏体存在于树突中，但不存在于轴突和胞体轴丘。尼氏体会因为生理状态的变化而变化，同时也是神经元内合成蛋白质的重要部位，当神经元受到刺激后，胞体内的尼氏体会明显减少。尼氏染色法（Nissl staining）是德国病理学家 F. Nissl（1860～1919）于1892年创立的，是用碱性染料染神经组织的一种方法。尼氏染色法可以染出尼氏体，用来观察神经元内的细胞亚结构，了解神经元损伤情况（图 2-5-1～图 2-5-9）。

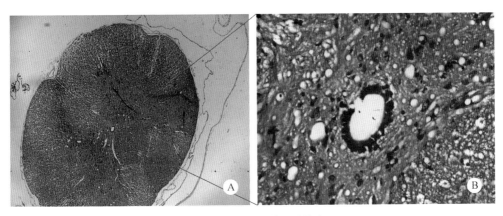

图 2-5-1　大鼠颈髓尼氏染色

A.40×；B.400×

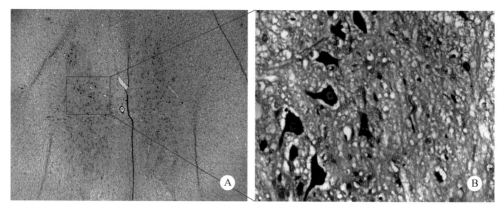

图 2-5-2　恒河猴颈髓尼氏染色

A.40×；B.400×

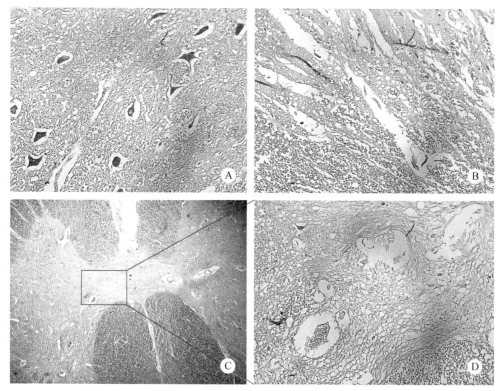

图 2-5-3　人颈髓尼氏染色

A. 前角，200×；B. 后角，200×；C. 颈髓，40×；D. 中央管附近灰质，200×

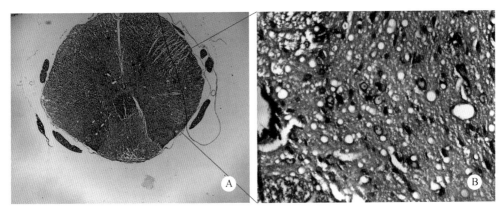

图 2-5-4 大鼠胸髓尼氏染色

A.40×；B.400×

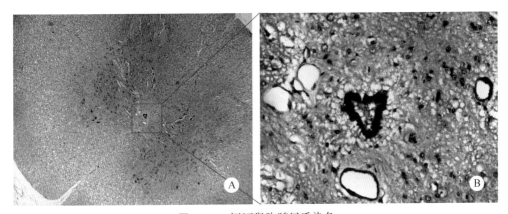

图 2-5-5 恒河猴胸髓尼氏染色

A.40×；B.400×

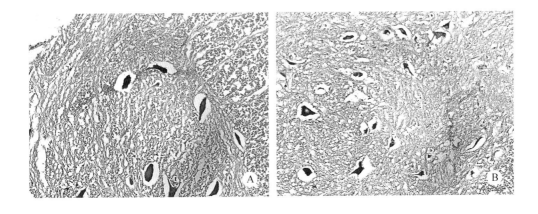

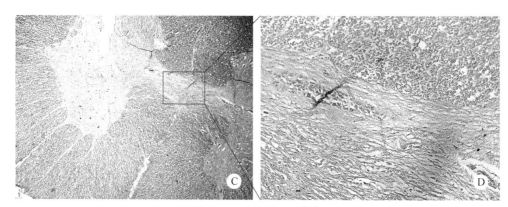

图 2-5-6   人胸髓尼氏染色

A. 前角，200×；B. 后角，200×；C. 胸髓，40×；D. 中央管，200×

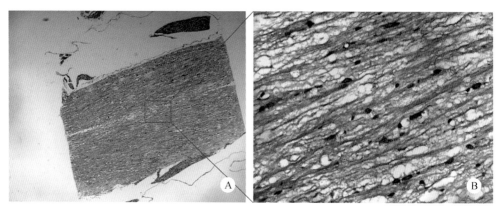

图 2-5-7   大鼠腰髓尼氏染色

A.40×；B.400×

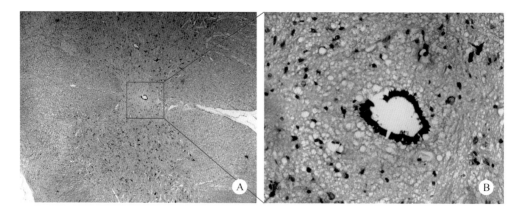

图 2-5-8   恒河猴腰髓尼氏染色

A.40×；B.400×

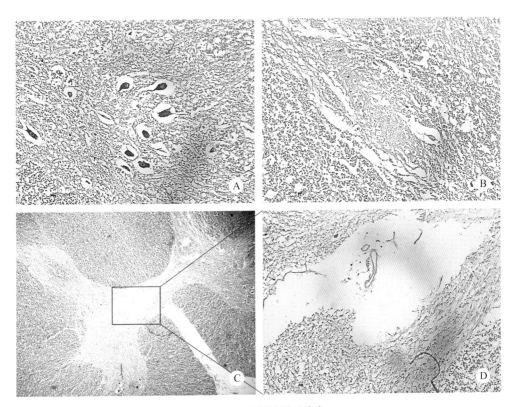

图 2-5-9　人腰髓尼氏染色

A. 前角，200×；B. 后角，200×；C. 腰髓，40×；D. 中央管，200×

第一章 正常脊柱脊髓影像学表现

第一节 主要检查方法

一、X 线检查

X 线是一种电磁波，波长范围是 0.01 ~ 10nm。1895 年 11 月，德国物理学家伦琴发现了 X 线。X 线是最早应用于临床进行影像诊断的检查手段，由于拍摄部位不同及拍摄目的不同，故存在不同的摄影体位。一般脊髓的检测方法包括脊髓造影和脊髓血管造影，脊柱的拍摄部位及拍摄体位如下：

（1）颈椎部位的不同摄影体位：颈椎正位、侧位和斜位。

（2）颈胸部位的不同摄影体位：颈胸段正位和侧位。

（3）胸椎部位的不同摄影体位：胸椎正位和侧位。

（4）腰椎部位的不同摄影体位：腰椎正位、侧位和斜位。

（5）骶骨部位的不同摄影体位：骶骨正位和骶尾椎侧位。

二、CT 检查

电子计算机断层扫描（CT），是通过 X 线束、γ 射线、超声等，与探测器一起围绕某一部位作出断面扫描。1972 年出现了一台仅用于颅脑检查的 CT，它标志着 CT 的诞生。常见的扫描方式包括平扫、增强扫描及造影扫描。扫描体位一般采取仰卧位；颈段取屈曲位，两上肢尽可能自然下伸，尽量避免耸肩；胸段扫描一般采取双上肢自然抱头的体位。脊椎 CT 一般采取小视野扫描。

三、MRI 检查

磁共振成像（MRI）是利用组织（正常或病变）的氢原子核作为信息来源，利用磁共振成像系统（磁体、梯度、射频、计算机及辅助设备）对组织进行磁化、激发、定位，产生并接收相应组织丰富信息的磁共振信号，最后对这些信号进行复杂的计算机处理，得到组织解剖结构、生化代谢及功能的信息。

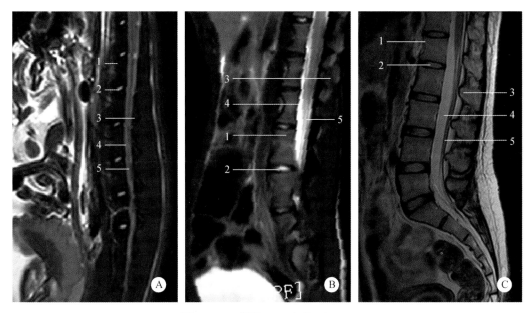

图 3-1-16　腰椎 MRI 矢状面 T_2WI

A. 大鼠；B. 恒河猴；C. 人

1. 椎体 vertebral body
2 腰椎椎间盘 lumbar intervertebral disc
3. 棘突 spinous process
4. 蛛网膜下腔 subarachnoid space
5. 马尾 cauda equina

第三节　正常脊髓影像学表现

正常脊髓影像学表现见图 3-1-17 ～图 3-1-20。

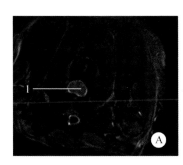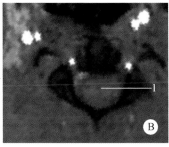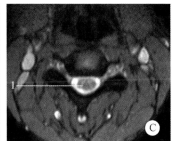

图 3-1-17　颈髓 MRI 横断面 T_2WI

A. 大鼠；B. 恒河猴；C. 人
1. 脊髓 spinal cord

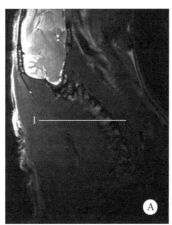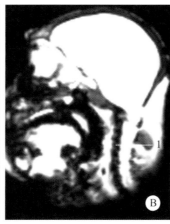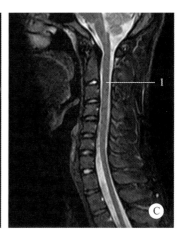

图 3-1-18   颈髓 MRI 矢状面 T$_2$WI

A. 大鼠；B. 恒河猴；C. 人
1. 脊髓 spinal cord

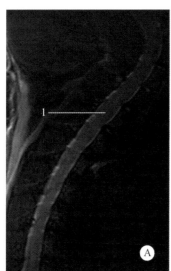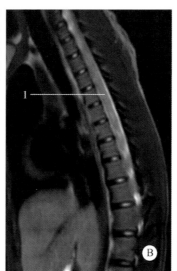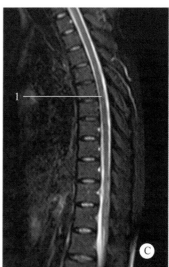

图 3-1-19   胸髓 MRI 矢状面 T$_2$WI

A. 大鼠；B. 恒河猴；C. 人
1. 脊髓 spinal cord

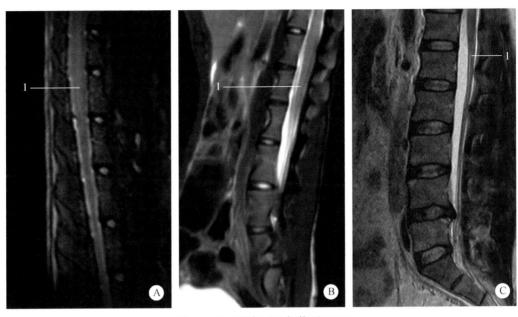

图 3-1-20　腰髓 MRI 矢状面 T$_2$WI

A. 大鼠；B. 恒河猴；C. 人

1. 脊髓 spinal cord

第二章　正常脊柱脊髓 PET/CT 表现

　　正电子发射型计算机断层显像（PET）是用解剖形态学方式进行功能、代谢和受体显像并提供分子水平信息的一项前沿医学科学显像诊断技术。它主要利用构成人体基本元素的超短半衰期同位素如氧（O）、氮（N）、碳（C）、氟（F）等示踪生命的基本物质代谢过程，具有灵敏度高、创伤性小等特点，可在分子水平上反映人体生理或病理变化。对于脊柱肿瘤的诊断、分期、鉴别诊断及治疗方案的确定等具有很高的价值。PET/CT 作为一门新兴影像诊断技术在肿瘤学应用中取得了成功，近年逐渐引入脊柱外科，主要应用于脊柱转移性肿瘤的诊断。PET/CT 对脊柱病灶筛查有较高的敏感性和特异性，对脊柱疑难病灶的鉴别诊断也是一个很好的补充手段，主要应用于脊柱病灶筛查、良恶性病变鉴别、原发瘤与转移瘤鉴别及原发灶寻找、患者全身状况评估等，为脊柱肿瘤患者治疗决策提供非常重要的信息。

一、恒河猴脊柱脊髓 PET/CT 表现（图 3-2-1 ～图 3-2-8）

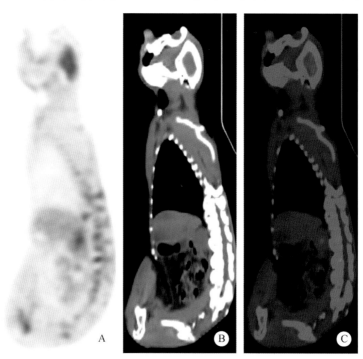

图 3-2-1　恒河猴脊柱脊髓 PET/CT 矢状面图像

A.PET 图像；B.CT 图像；C.PET/CT 融合图像

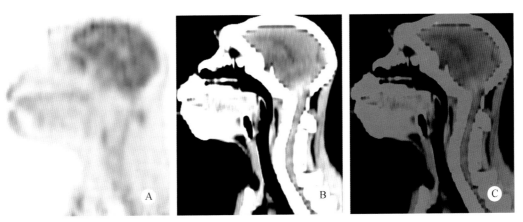

图 3-2-2　恒河猴脊柱脊髓颈段 PET/CT 矢状面图像

A.PET 图像；B.CT 图像；C.PET/CT 融合图像

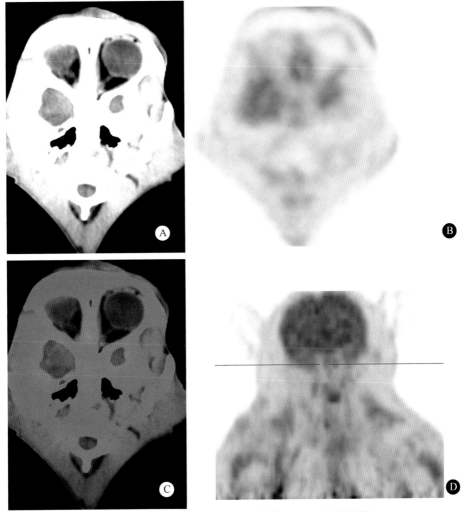

图 3-2-3　恒河猴脊柱脊髓颈段寰椎 PET/CT 轴位图像

A.CT 图像；B.PET 图像；C.PET/CT 融合图像；D. 密度图，红线表示横切平面位置

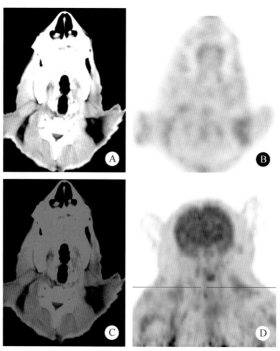

图 3-2-4　恒河猴脊柱脊髓颈段高位 PET/CT 轴位图像

A.CT 图像；B.PET 图像；C.PET/CT 融合图像；D. 密度图，红线表示横切平面位置

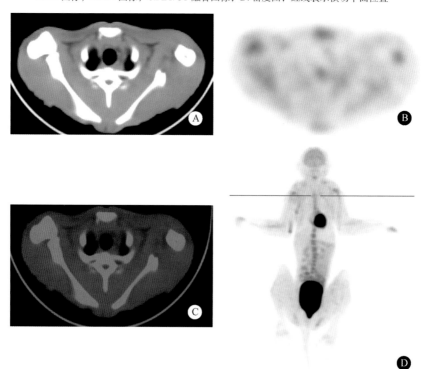

图 3-2-5　恒河猴脊柱脊髓 T₃ PET/CT 轴位图像

A.CT 图像；B.PET 图像；C.PET/CT 融合图像；D. 密度图，红线表示横切平面位置

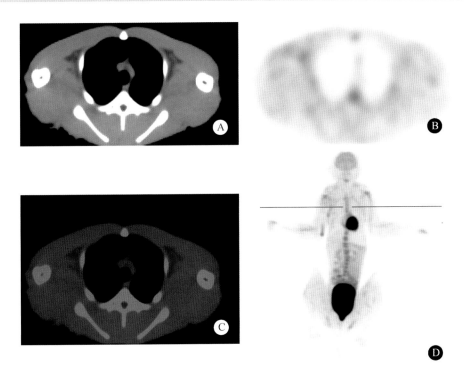

图 3-2-6 恒河猴脊柱脊髓 T₅ PET/CT 轴位图像

A.CT 图像；B.PET 图像；C.PET/CT 融合图像；D. 密度图，红线表示横切平面位置

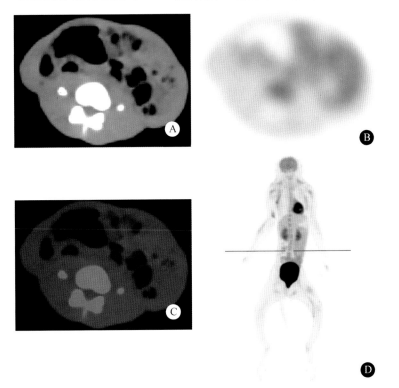

图 3-2-7 恒河猴脊柱脊髓 L₃ PET/CT 轴位图像

A.CT 图像；B.PET 图像；C.PET/CT 融合图像；D. 密度图，红线表示横切平面位置

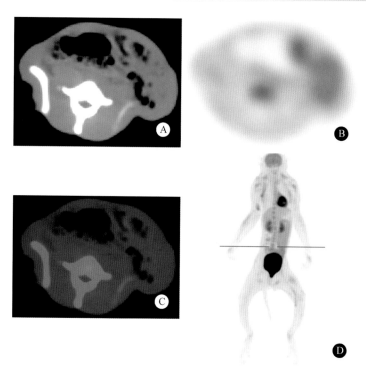

图 3-2-8　恒河猴脊柱脊髓 L₅ PET/CT 轴位图像

A.CT 图像；B.PET 图像；C.PET/CT 融合图像；D.密度图，红线表示横切平面位置

二、人脊柱脊髓 PET/CT 表现（图 3-2-9～图 3-2-16）

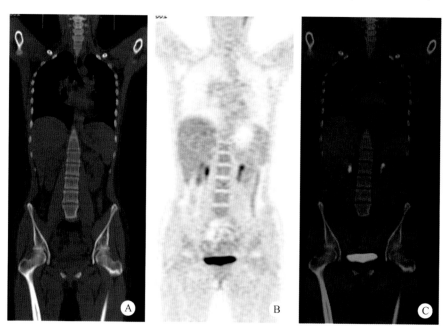

图 3-2-9　正常人脊柱脊髓 PET/CT 冠状位图像

A.CT 图像；B.PET 图像；C.PET/CT 融合图像

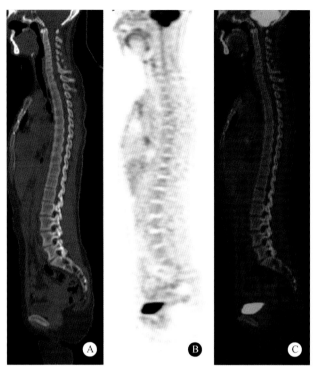

图 3-2-10　正常人脊柱脊髓 PET/CT 矢状位图像

A.CT 图像；B.PET 图像；C.PET/CT 融合图像

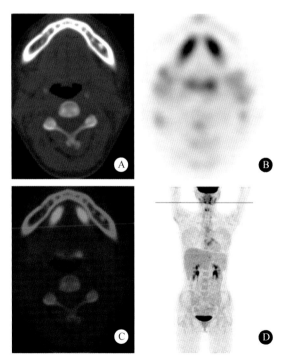

图 3-2-11　正常人脊柱脊髓高位颈段 PET/CT 轴位图像

A.CT 图像；B. PET 图像；C. PET/CT 融合图像；D. 密度图，红线表示横切平面位置

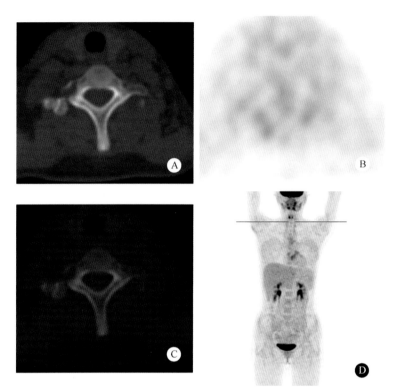

图 3-2-12　正常人脊柱脊髓低位颈段 PET/CT 轴位图像

A.CT 图像；B.PET 图像；C.PET/CT 融合图像；D. 密度图，红线表示横切平面位置

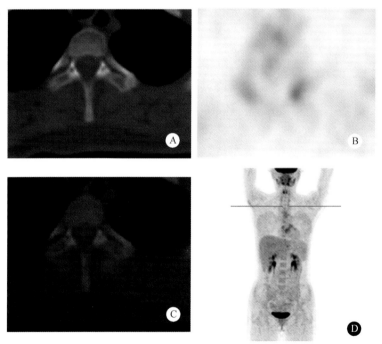

图 3-2-13　正常人脊柱脊髓胸段 T₃ PET/CT 轴位图像

A.CT 图像；B.PET 图像；C.PET/CT 融合图像；D. 密度图，红线表示横切平面位置

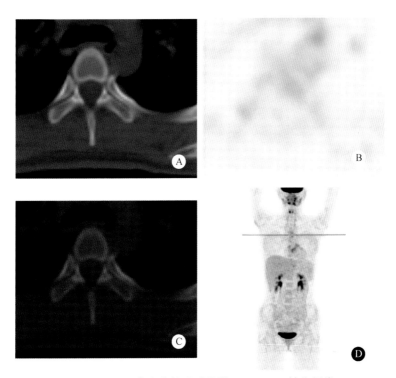

图 3-2-14　正常人脊柱脊髓胸段 T_5 PET/CT 轴位图像

A. CT 图像；B.PET 图像；C.PET/CT 融合图像；D. 密度图，红线表示横切平面位置

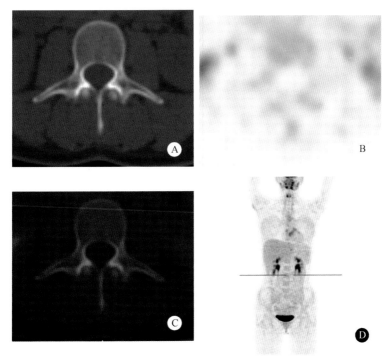

图 3-2-15　正常人脊柱脊髓 L_3 PET/CT 轴位图像

A.CT 图像；B.PET 图像；C.PET/CT 融合图像；D. 密度图，红线表示横切平面位置

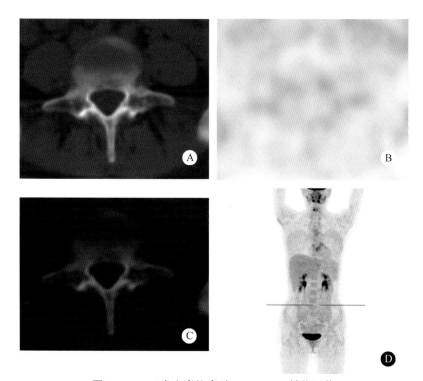

图 3-2-16   正常人脊柱脊髓 L$_5$ PET/CT 轴位图像

A.CT 图像；B.PET 图像；C.PET/CT 融合图像；D. 密度图，红线表示横切平面位置

第四篇

脊髓损伤动物模型(啮齿类和灵长类动物)

第一章　脊髓损伤动物模型概述

脊髓损伤（spinal cord injury，SCI）常常引发运动感觉功能障碍，后果严重。SCI动物模型是研究脊髓损伤机制和治疗的基础。理想的脊髓损伤模型应具备以下几个条件：一是能反映实验动物脊髓受损的神经生理和运动行为情况；二是具有良好的临床相关性，即能提供与临床脊髓损伤一致的动物模型；三是模型要有高度的可重复性。选择用于模型创建的实验动物遵循以下基本原则：①相似性，实验动物生物学特性是否接近人类；②差异性与可获性，最理想的实验动物是灵长类动物（如猿、猩猩、猴等），这类动物体型大，在手术操作实感上接近人类，但其价格高昂，难以获得并推广。目前国内实验研究最常选用的动物是鼠、兔、猫和犬。脊髓损伤按损伤程度不同分为不完全性损伤和完全性损伤。

脊髓撞击损伤实验模型：由Allen于1911年使用重物坠落法（weight drop，WD）制作成功，该方法用重物由一定高度坠落打击开放的动物脊髓来制作模型。该模型与人类SCI的性质非常相近，是目前为止与人类SCI相关性最好的一种方法。一定力量撞击脊髓后造成脊髓水肿、缺血并继发一系列损伤反应。而利用此法还可通过选择重物下落高度、重物质量调节撞击力大小，或限定不同脊髓节段撞击，从而复制出不同程度、不同类型的脊髓打击损伤模型。同时，该法保持了硬脊膜完整，可有效防止外源性成分侵入SCI区域，并防止脊髓外露与脑脊液外漏。脊髓挫伤模型没有造成脊髓完全断裂，主要导致脊髓神经元受损，并引起脱髓鞘变化，因此该模型适用于研究脊髓细胞凋亡和髓鞘变化。

钳夹型脊髓损伤模型：Rivin等于1978年使用改装的动脉夹，直接钳夹脊髓，造成挤压伤。该法可反映不同钳夹力、不同压迫时间与脊髓损伤程度的关系。Fehings等通过调整不同的钳夹力量（从2g到98g）发现，钳夹力越大，损伤区域残存的轴突越少，功能恢复越不理想。BBB运动评分等随时间而逐渐恶化，组织学分析表明腹侧角的正常神经元逐渐减少，细胞坏死横断面积增加，证明该模型的可靠性。

脊髓震荡型损伤实验模型：该模型采用闭合性液压装置致伤动物，其原理是通过向密闭的腔隙内快速注入定量的生理盐水，造成组织变形和移位，使组织损伤。该闭合性液压损伤装置在致伤的关键步骤上均定量化、客观化，操作简单、方便，不受人为因素干扰。液体冲击硬膜后在密闭的椎管内产生压力传导，接近人闭合性脊髓损伤，与临床接近。该模型具有稳定性和重复性好，致伤能量可以客观定量测定，伤情可以分级等优点。

脊髓缺血及再灌注损伤模型：Marsalaia等经股动脉插管或直接关闭降主动脉的方法制作了该模型。Kanellopoulos等结合介入放射学方法用气囊栓塞法在主动脉水平阻断血流，制备了损伤程度不同的SCI模型。也可以结扎兔腰动脉制备缺血再灌注损伤模型，随着缺血时间的延长，再灌注脊髓组织损伤逐渐加重。还可以利用闭塞腹主动脉及其属支使得腰段脊髓暂时性缺血制备脊髓缺血模型，通过临床表现和组织学变化可以定性定量地评估其功能状态。然而阻断局部供血制作的缺血性模型制备过程比较复杂，但因不影响其他供应区的血流，可控制性及可重复性较好而被同行接受和认可。

脊髓切割模型：该模型是用锐利的虹膜刀片，横断或半横断脊髓，或切除一段脊髓，或切开后用玻璃针头吸出已毁损的脊髓组织，或负压吸除部分脊髓，制成一定大小的空洞，造成脊髓横断性损伤或缺损。该法伤口清楚、出血少、继发反应轻、放置移植物或药物等进行再生性实验研究方便，主要用于脊髓损伤的可塑与再生及移植修复等方面的研究，但该模型撕破硬脊膜，破坏了相对独立的中枢环境，与临床之间相关性差，可重复性差，损伤后尿便功能障碍，且动物死亡率高，得到整批数据较难。

综上所述，SCI 根据损伤程度不同，分为脊髓完全性损伤和不完全性损伤。不完全性损伤主要是脊髓受压、受挫，而未完全断裂。导致不完全性损伤的原因包括肿瘤压迫、外伤、挤压、脊髓缺血等。在不完全性 SCI 中，用重力打击脊髓制备脊髓挫伤模型是比较常见的方法。而全横断 SCI 模型，主要是通过手术方法将脊髓离断，后果较为严重。不完全性 SCI 会导致不同程度的感觉和运动功能障碍。但由于脊髓未被离断，因此运动功能丧失与全横断相比不算严重。而全横断因上下行纤维被离断，损伤节段以下的运动功能完全丧失，因此后果严重。不完全性 SCI 和完全性 SCI 模型建立已经成为研究 SCI 修复机制和寻找 SCI 干预治疗手段的基础，下文主要介绍大鼠脊髓挫伤模型、大鼠脊髓全横断损伤模型及恒河猴脊髓半横断损伤模型。

第二章　大鼠脊髓挫伤模型

　　大鼠脊髓挫伤模型是研究脊髓细胞凋亡和神经变性较为理想的动物模型，通过重力打击使脊髓局部的神经元受到机械损害，从而引发一系列的反应。该过程包括原发性的机械损伤（导致的神经元损伤），以及因原发性损伤诱发的各种继发性损伤，包括炎症反应、细胞凋亡和脱髓鞘等。因此可以认为，脊髓挫伤模型较为客观地模拟了临床脊髓压迫或者其他原因导致的脊髓挤压伤状态，下面具体介绍大鼠脊髓挫伤模型的建立方法和相应实验结果。

一、实验方法

1. 脊髓挫伤模型建立

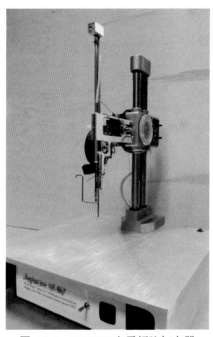

图 4-2-1　PCI3000 电子颅脑打击器

　　取健康 SD 大鼠，随机分为对照组和脊髓挫伤组。手术过程如下：高压灭菌消毒手术器材备用。在洁净的手术台上铺无菌布后，用 3.6% 水合氯醛（1ml/100g）腹腔内注射麻醉大鼠并将大鼠俯卧固定于手术台，备皮消毒，切开 $T_8 \sim L_1$ 皮肤，分层钝性分离软组织和肌肉，直达 $T_{10} \sim T_{11}$ 棘突和椎板，用咬骨钳咬除棘突和椎板至横突根部，充分暴露脊髓背面及两侧。用 PCI3000 电子颅脑打击器（图 4-2-1）撞击大鼠脊髓，然后用已消毒的棉花填塞在伤口处止血，随后逐层缝合皮肤及筋膜，并在切口处涂擦碘伏以防止伤口发炎和感染。

第三章　大鼠脊髓全横断损伤模型

大鼠脊髓全横断损伤模型适用于研究脊髓神经再生。由于啮齿类大鼠的神经再生能力非常旺盛，即使残留 7% 的纤维，其功能也有大幅度的恢复，因此全横断脊髓损伤模型对于研究脊髓神经再生是比较有用的。然而，脊髓全横断损伤导致后肢功能完全丧失是较为严重的，与脊髓挫伤类似，由脊髓原发性损伤所致的继发性脊髓细胞损伤也同时存在，但上下行神经纤维损伤更为严重，本节介绍脊髓全横断损伤模型。

一、实验方法

1. 脊髓全横断损伤模型的制作

成年 SD 雌性大鼠分为单纯全横断组（即 SCT 组，全横断脊髓，或称单纯脊髓全横断组）和假手术组（即 Sham 组，仅仅打开椎板，不横断脊髓）。将大鼠用 3.6% 的水合氯醛麻醉后俯卧固定在手术台上，消毒铺巾，备皮。背部摸到大鼠的 T_2 棘突，用解剖刀切开皮肤，精确定位 T_9 棘突后用咬骨钳撬开 T_9 椎板。暴露脊髓后，可见红色的后正中动脉，挑起脊髓，用眼科剪贴着椎管的前壁和侧壁剪断脊髓（横断 T_{11} 脊髓节段），两断端迅速回缩，为保证能彻底横断脊髓，在剪断脊髓后再用尖镊沿椎管壁反复绞断。术后每日用手挤压大鼠膀胱协助排尿 2 次，每天 1 次腹腔注射青霉素抗感染，连续 7 天。

2. 神经电生理检测

（1）运动诱发电位（motor evoked potential，MEP）的测定：采用神经电生理磁刺激器对假手术组和脊髓全横断组进行检测。先用 3.6% 水合氯醛麻醉固定动物后，用盘状电极通过导电膏黏附于大鼠耳部作为地线，记录电极置于大腿股四头肌，正负电极间距 1cm，磁力板中心置于大脑皮质运动区之上刺激大脑皮质，以刺激强度 40% 的电流刺激大脑皮质，记录股四头肌电位变化，待波形稳定且重复 3 次时中止刺激并描记结果。

（2）皮质体感诱发电位（cortical somatosensory evoked potential，CSEP）的测定：采用皮质体感诱发仪对假手术组和脊髓全横断组进行检测。电流为方波脉冲型，刺激电极置于大鼠左下肢腔后神经处，正负电极间距为 1cm，参考电极置于大鼠鼻正中皮下，记录电极置于大鼠右侧大脑皮质处皮下，接地电极置于大鼠耳部。参数设置：扫描速度 10ms/D，灵敏度 10μV/D，滤波低频 10Hz，滤波高频 2kHz，刺激强度以引起大鼠后爪抖动为宜。每次均记录 300 次波形后将其叠加平均得到最终检测结果。

3. MRI 影像学检测

利用 7.0 T 磁共振扫描仪采集大鼠脊髓磁共振图像。流程如下：采用内径 16cm 水平扫描架和 40mm 大鼠用体表线圈。3% 异氟烷麻醉满意后，将大鼠置于有机玻璃扫描床内，固定鼠脑。以混合气体 [2% 异氟烷 - 氧 / 氮（30∶70）] 持续麻醉，并连续监护体温、心率和呼吸。控制大鼠体温在 37℃左右。大鼠的 T_2 像采集均采用 T_2WI 序列（TR/TE=2000ms/15ms，重复次数 =4，视窗 =50mm×50mm，RareFactor=8），扫描总时间为 4min16s。扫描后进行脊髓弥散张量成像（DTI）序列及纤维追踪，各组大鼠均采用平面回波 DTI 序列，15 个梯度方向（b=1000s/mm^2），回波时间 =32.2ms，分段 =8，重复时间 =2000ms。视窗 =35mm×35mm，矩阵 128×128，扫描时间为 42min 40s。

4. 形态学细胞凋亡检测

3.6% 水合氯醛腹腔注射麻醉各组大鼠，用 4% 多聚甲醛行左心室灌注固定。取损伤段脊髓后固定，假手术组取相应部位。取出脊髓，蔗糖梯度脱水后冰冻切片，片厚 10μm，参照 Tunel 试剂盒操作说明书进行常规染色，设置阴性对照。显微镜下观察凋亡细胞数。

二、实验结果

1. 神经行为学变化

脊髓全横断后，大鼠后肢运动功能完全消失，尽管后期后肢运动功能有自主恢复，但是与挫伤和半横断相比，功能恢复非常有限（图 4-3-1）。

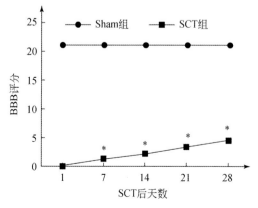

图 4-3-1　大鼠脊髓全横断损伤后 BBB 评分

*代表 Sham 组与 SCT 组在术后不同时间点 BBB 评分均有统计学意义，$P < 0.05$

2. MRI 结果

影像学方面，脊髓全横断后明显可见脊髓离断影像学表现，即横断处脊髓离断（图4-3-2）。

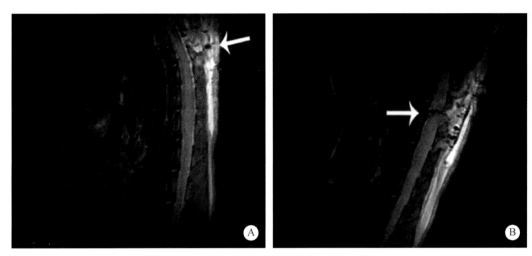

图 4-3-2　大鼠脊髓全横断损伤后 MRI 结果

Sham 组（A）和 SCT 组（B）MRI T_2 加权像，图 A 中箭头所指为造模切口区，图 B 中箭头所指可见明显的脊髓离断伤

3. 神经电生理检测感觉和运动诱发电位

（1）CSEP 检测：假手术组可检测到明显波形，而脊髓全横断组波形消失，潜伏期无限延长，与假手术组比较差异显著；说明上行通路完全失去神经传导功能（图4-3-3）。

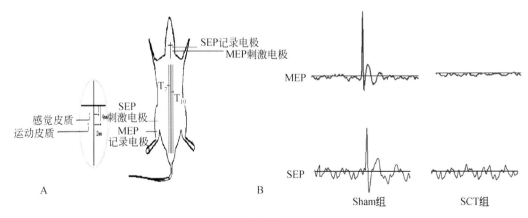

图 4-3-3　大鼠脊髓全横断损伤后 SEP 与 MEP 结果

A. MEP 与 SEP 检测方法模式图；B. MEP 和 SEP 分别在 Sham 组与 SCT 组中的波形

（2）MEP 检测：诱发电位对于评价脊髓功能的恢复程度具有重要价值。应用 MEP 来测定损伤脊髓的运动传导功能，可了解损伤脊髓下行通路的恢复情况。本实验对两组大鼠进行了 MEP 检测，通过比较 MEP 的波幅和潜伏期来判断下行神经通路的完整性。结果发现假手术大鼠均能测到明显的诱发电位，而 SCT 后，波幅和潜伏期均测不到，MEP 消失。这种现象是因下行纤维被 SCT 切断所致。

4. 脊髓组织细胞凋亡检测

脊髓横断后，损伤处脊髓组织出现明显的细胞凋亡，凋亡细胞包括多种神经细胞，如图 4-3-4 所示。

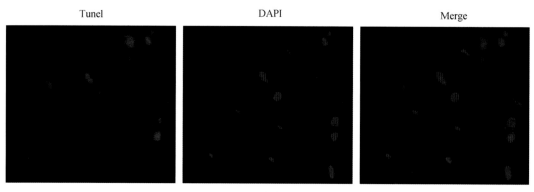

图 4-3-4　SCT 组损伤脊髓 Tunel 染色结果

第一章　脊柱和脊髓先天性病变

脊柱和脊髓先天性病变是多种因素造成胚胎发育异常而导致的，常合并多种畸形，表现不一，儿童期常见。其包括一系列病变，如脊柱侧弯、先天性骨盆缺如、脊髓膨出、脊髓空洞症、脊髓纵裂、脊髓栓系、脊髓低位等，患儿多有明显体征或神经损害。此病提倡早期筛查、早期诊断。随着影像学技术的发展，除 X 线外，CT 三维重建及磁共振成像检查在骨科领域的应用地位越来越高，使早期诊断得以实现。

第一节　脊柱侧凸

脊柱侧凸俗称脊柱侧弯，是一种脊柱的三维畸形，包括冠状位、矢状位和轴位上的序列异常。正常人的脊柱从后面看应该是一条直线，并且躯干两侧对称。如果从正面看有双肩不等高或从后面看到有后背左右不平，就应怀疑"脊柱侧凸"（图 5-1-1）。

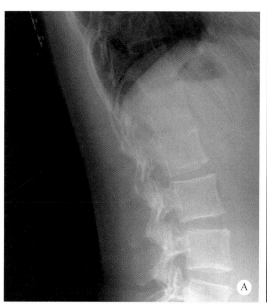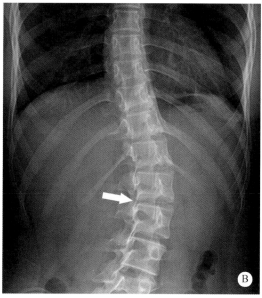

图 5-1-1　脊柱侧凸的 X 线表现

A.X 线侧位片；B.X 线正位片，箭头所指处为脊柱侧凸处

第二节　先天骨盆缺如伴腰骶发育不良

病例　患者男性，30岁，因"腰骶部疼痛28年，加重1天"入院。

入院诊断：先天骨盆缺如伴腰骶发育不良。

X线、CT、MRI检查：先天骨盆缺如伴腰骶发育不良（图5-1-2～图5-1-6）。

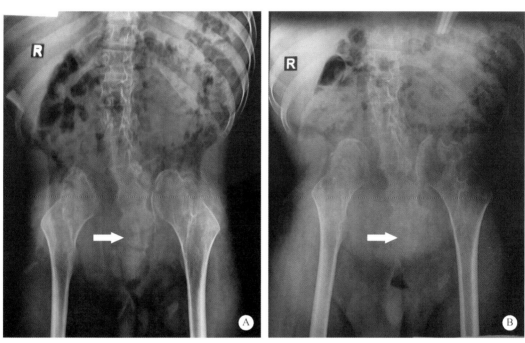

图 5-1-2　先天骨盆缺如伴腰骶发育不良 X 线表现

A、B.均为 X 线骨盆平片，提示骨盆缺如，箭头所指之处为骶骨发育不良

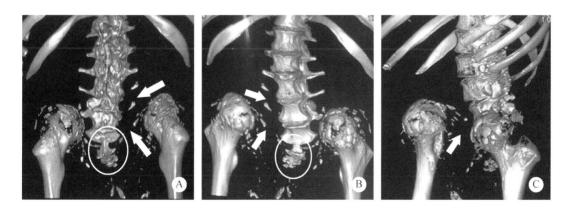

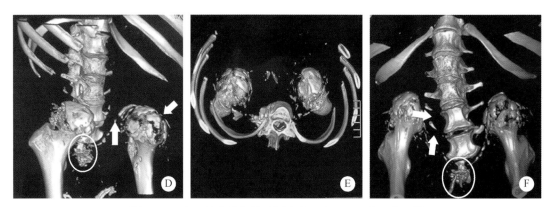

图 5-1-3　先天骨盆缺如伴腰骶发育不良 CT 三维重建影像

A、B. 正位；C、D. 侧斜位；E. 轴位；F. 背面；箭头所指之处为缺失的骨盆，椭圆处为骶骨发育不良

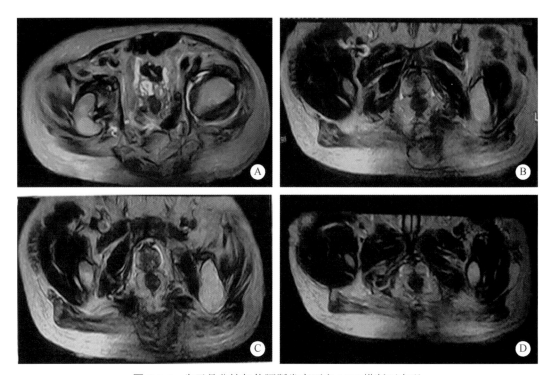

图 5-1-4　先天骨盆缺如伴腰骶发育不良 MRI 横断面表现

A ~ D.MRI 横断面图像

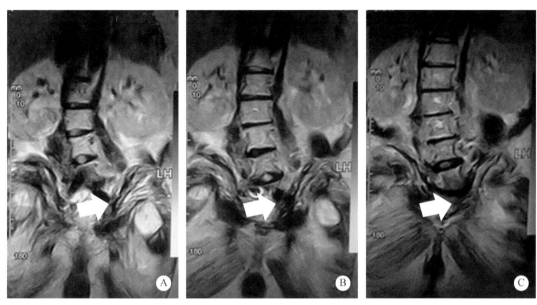

图 5-1-5 先天骨盆缺如伴腰骶发育不良 MRI 冠状面表现

A ～ C.MRI 冠状面图像，箭头所指之处为骶骨发育不良

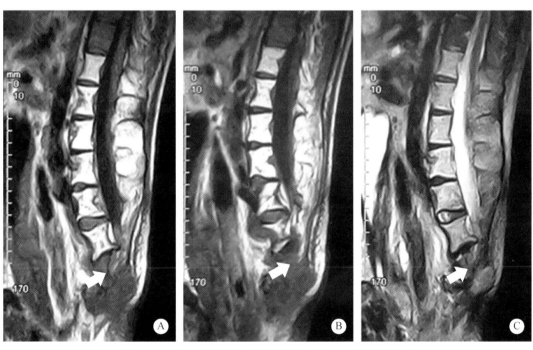

图 5-1-6 先天骨盆缺如伴腰骶发育不良 MRI 矢状面表现

A ～ C.MRI 矢状面图像，箭头所指之处为骶骨发育不良

第三节   脊髓空洞症

病例 1   患者男性，49 岁，因 "行走不稳 20 余天" 入院。

入院诊断：脊髓空洞症。

MRI 提示：$C_1 \sim T_4$ 水平椎管内脊髓中央管扩张，脊髓空洞症可能（图 5-1-7 和图 5-1-8）。

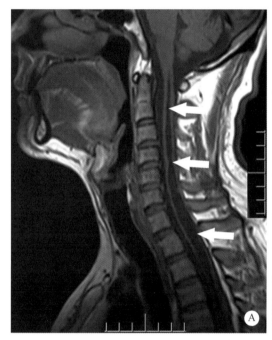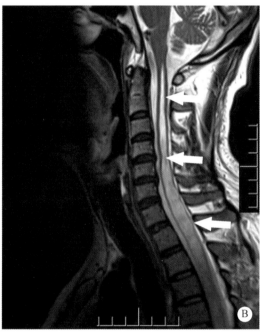

图 5-1-7   脊髓空洞症 MRI 矢状位表现

A.T_1WI；B.T_2WI。提示 $C_1 \sim T_4$ 水平椎管内脊髓中央管扩张，脊髓空洞症可能（箭头）

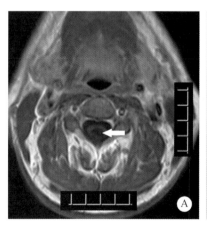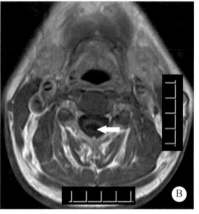

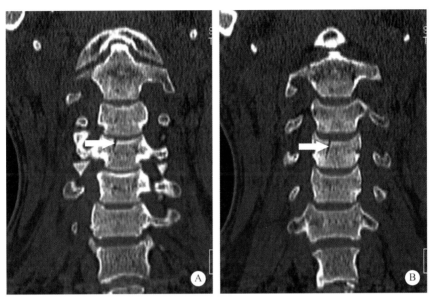

图 5-2-2　颈椎骨折 CT 冠状面表现

颈椎生理曲度变直，排列序列正常。CT 显示 C$_4$ 椎体（箭头）及椎弓骨皮质不连

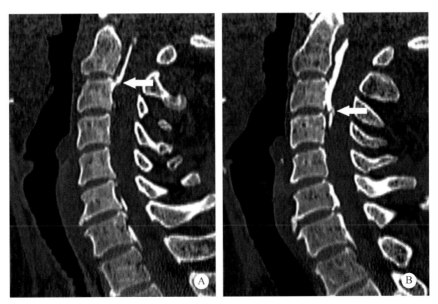

图 5-2-3　颈椎骨折 CT 矢状面表现

后纵韧带广泛钙化（箭头），约 C$_4$ 平面断裂

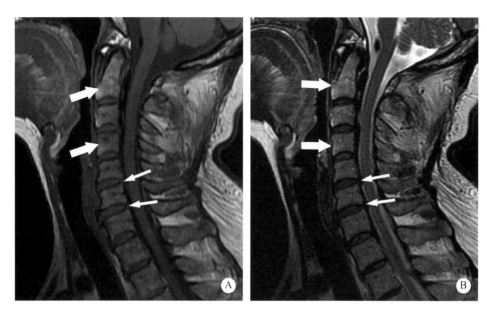

图 5-2-4　颈椎骨折 MRI 矢状面表现

A. T_1WI；B. T_2WI。颈椎退行性变；颈椎后纵韧带钙化，C_4 椎体及附件骨髓水肿（粗箭头）；颈椎椎间盘变性；$C_{5\sim6}$、$C_{6\sim7}$ 椎间盘轻度突出（细箭头）

第二节　胸椎骨折

病例　患者女性，33 岁，因"高处坠落伤后双下肢活动不能 4 天"入院。

入院诊断：T_{12} 椎体骨折并截瘫。

CT、MRI 检查：T_{12} 粉碎性骨折，骨折片突向椎管，椎管变窄（图 5-2-5～图 5-2-10）。

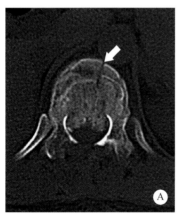 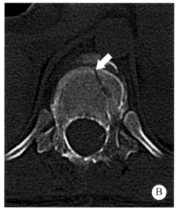 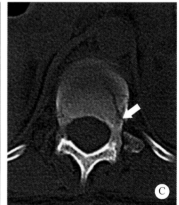

图 5-2-5　T_{12} 椎体骨折 CT 横断面表现

T_{12} 椎体粉碎性骨折（箭头），骨折片突向椎管，椎管变窄

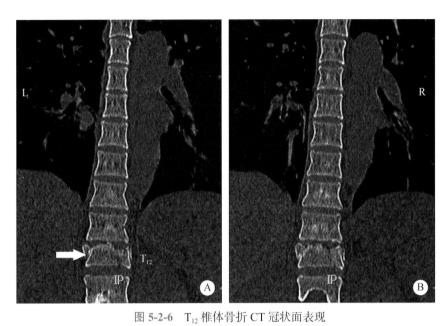

图 5-2-6　T$_{12}$ 椎体骨折 CT 冠状面表现

胸椎椎体位置正常，生理曲度变直。T$_{12}$ 椎体变扁，椎体及附件皮质断裂，小梁不连续，见多条透亮线（箭头）

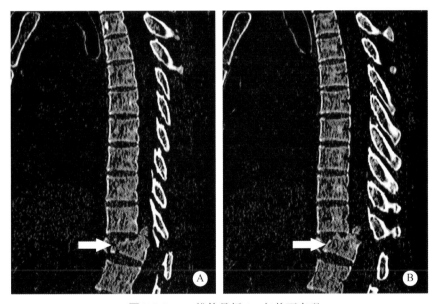

图 5-2-7　T$_{12}$ 椎体骨折 CT 矢状面表现

胸椎椎体位置正常，生理曲度变直。T$_{12}$ 椎体变扁，椎体及附件皮质断裂，小梁不连续，见多条透亮线，骨碎片突向后方椎管，相应椎管变窄（箭头）。T$_{10、11}$ 椎体及棘突排列欠稳

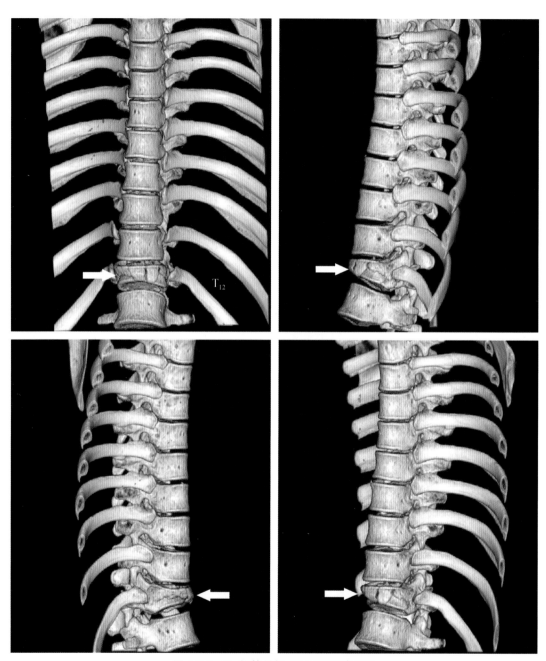

图 5-2-8 T₁₂ 椎体骨折 CT 三维重建表现

胸椎椎体位置正常，生理曲度变直。T₁₂ 椎体变扁，小梁不连续（箭头）

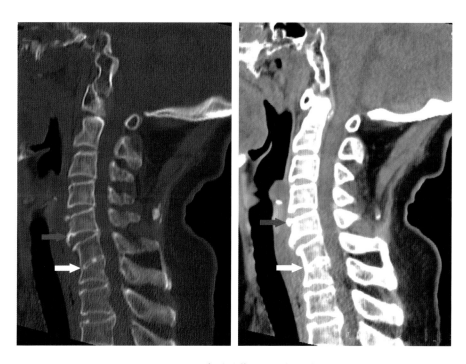

图 5-2-16　脊髓挫伤 CT 矢状面表现

颈椎椎体位置正常，生理曲度存在，$C_{6～7}$ 椎体部分融合（白箭头）。颈椎椎体边缘见多发骨质增生（红箭头），前纵韧带及项韧带见高密度影。椎旁结构无异常，颈段椎管内未见明显异常密度影，椎管无狭窄

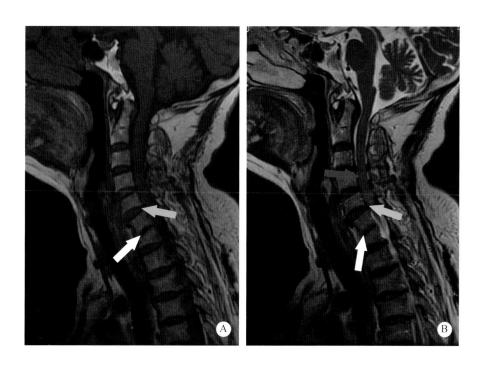

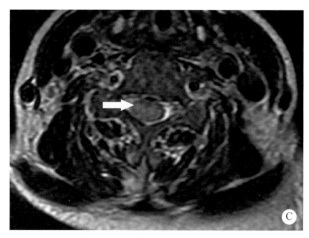

图 5-2-17　脊髓挫伤 MRI 表现

A. T$_1$WI 矢状面；B. T$_2$WI 矢状面；C. T$_2$ 增强横断面。颈椎曲度稍变直，椎缘局部骨质增生，C$_{6\sim7}$ 椎间隙变窄，局部融合改变（白箭头，A、B），C$_7$ 椎体楔形变，信号未见明显异常。C$_{5\sim6}$ 椎间盘向后突出（绿箭头，A、B），硬膜囊前缘受压（白箭头，C），椎管变窄。C$_{4\sim5}$ 椎体水平颈髓内见斑片状长 T$_2$ 信号影（红箭头，B）。C$_5$ 棘突旁见斑片状长 T$_2$ 信号影，其余椎旁软组织内未见明显异常信号影

第三章　脊柱退行性病变

脊柱退行性病变泛指因椎间盘及小关节的退行性改变所导致的病理状态，主要特征为骨质增生、椎间盘变薄。临床症状主要表现为脊柱僵硬、酸痛，活动范围缩小，常伴随着头晕、头痛，手臂、腿脚麻木，伴有不同程度的腰背痛。影像学上主要表现为椎间盘变性，椎管狭窄，小关节磨损和增生，椎体边缘骨赘。临床上根据退变程度和退变部位不同，将其分为若干不同的疾病，如畸形性脊椎病、脊柱骨关节炎、腰椎失稳症、椎间盘突出症、退变性脊柱滑脱、退变性椎管狭窄、韧带（后纵韧带及黄韧带）骨化等。

第一节　颈　椎　病

病例　患者女性，63岁，因"反复颈肩及双上肢疼痛10年余，加重1个月"入院。
入院诊断：颈椎病。
X线检查：颈椎生理曲度变直，椎体序列尚正常，椎体边缘变尖（图5-3-1）。
CT检查：椎体边缘变尖，椎间隙周围见椎间盘突出，硬膜囊受压（图5-3-2）。
MRI检查：颈椎退行性变，$C_{3\sim4}$、$C_{4\sim5}$、$C_{5\sim6}$、$C_{6\sim7}$椎间盘突出（图5-3-3）。

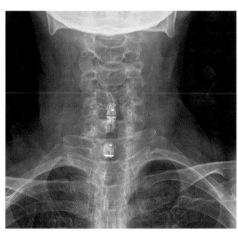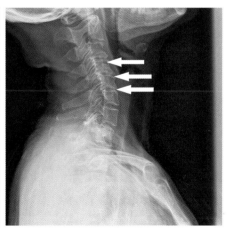

图 **5-3-1**　颈椎 X 线正位、侧位表现

颈椎生理曲度变直，椎体序列尚正常，椎体边缘变尖（箭头）

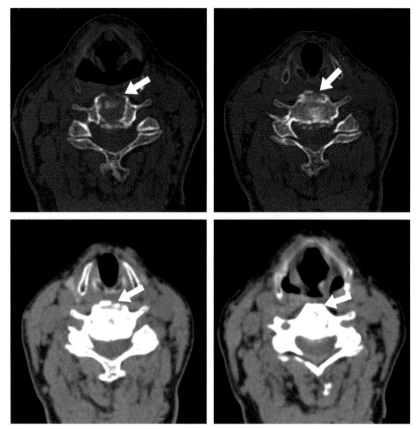

图 5-3-2　颈椎病 CT 横断面表现

椎体边缘变尖（箭头），椎间隙周围见椎间盘突出，硬膜囊受压

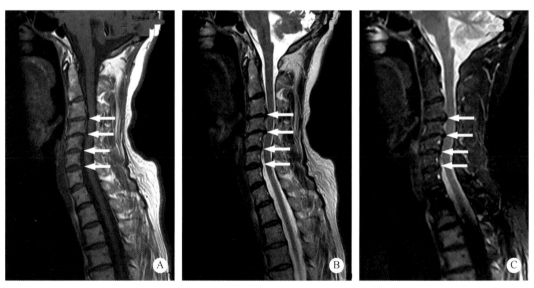

图 5-3-3　颈椎病 MRI 矢状面表现

A. T_1WI；B. T_2WI；C. T_2WI增强。颈椎生理曲度变直，椎体序列尚正常，$C_{3\sim4}$、$C_{4\sim5}$、$C_{5\sim6}$、$C_{6\sim7}$椎体间隙周围见椎间盘突出（箭头），硬膜囊受压，椎管前后径无明显变小、椎管内未见异常信号，部分椎间盘信号减低，黄韧带无明显增厚

第二节　腰椎间盘突出症

病例　患者男性，52 岁，因"腰部疼痛伴右小腿后外侧疼痛半年，加重 2 天"入院。入院诊断：腰椎间盘突症。

X 线、CT、MRI 检查：L_5 椎体骨质未见明显破坏，$L_5 \sim S_1$ 椎间盘突出，腰椎退行性改变（图 5-3-4 ～图 5-3-6）。

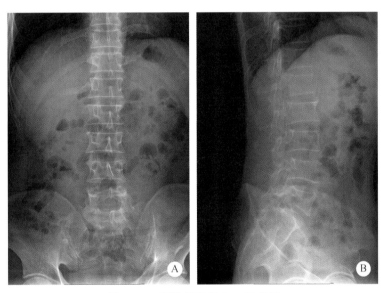

图 5-3-4　腰椎间盘突出 X 线表现

A. 正位片；B. 侧位片。腰椎椎体序列存在，生理曲度正常，腰椎椎体骨质增生，椎间隙未见明显狭窄

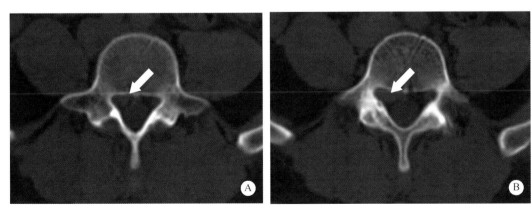

图 5-3-5　腰椎间盘突出 CT 表现

A、B. 腰椎连续扫描层面，显示 $L_5 \sim S_1$ 椎间盘突出（箭头），硬膜囊受压，椎管稍受压，腰椎骨质增生，其余未见明显特殊

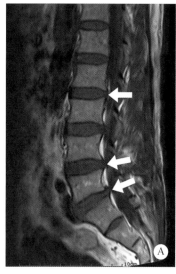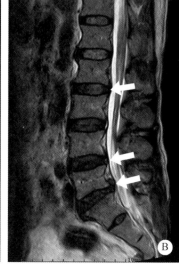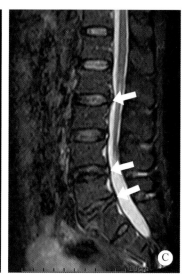

图 5-3-6　腰椎间盘突出 MRI 表现

A. T₁WI；B. T₂WI；C. T₂ 压脂。显示腰椎生理曲度自然，椎体序列尚正常，L₅、S₁ 椎体关节面见长 T₁、长 T₂ 信号，椎体边缘变尖，L₂~₃、L₄~₅、L₅～S₁ 椎间隙后缘见椎间盘突出（箭头），硬膜囊受压，椎管前后径无明显变小，椎管内未见明显信号，部分椎间盘信号减低（T₂WI），黄韧带无明显增厚

第三节　腰椎管狭窄症

病例　患者女性，75 岁，因"腰部疼痛 2 年余，加重伴双下肢疼痛 2 个月"入院。

入院诊断：L₄ 椎体前滑脱，腰椎椎管狭窄症，腰椎椎间盘突出症。

X 线检查：L₄ 椎体前滑脱（图 5-3-7）。

CT 检查：L₄ 椎体前滑脱，L₄~₅ 椎管狭窄，多节段椎间盘突出，腰椎退行性变（图 5-3-8）。

MRI 检查：L₄ 椎体前滑脱，L₄~₅ 椎管狭窄，多节段椎间盘突出，腰椎退行性变（图 5-3-9）。

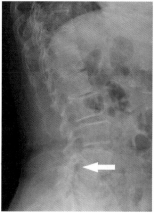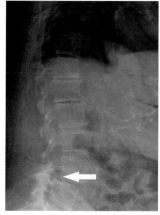

图 5-3-7　L₄ 椎体前滑脱 X 线侧位、功能位表现

L₄ 椎体前滑脱（箭头）

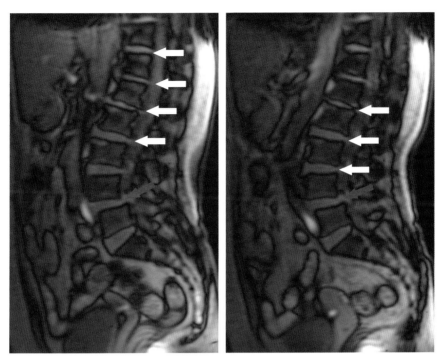

图 5-3-8 腰椎椎管狭窄症 CT 矢状面表现

L$_4$椎体前滑脱（红箭头），L$_{4\sim5}$椎管狭窄，多节段椎间盘突出（白箭头），腰椎退行性变

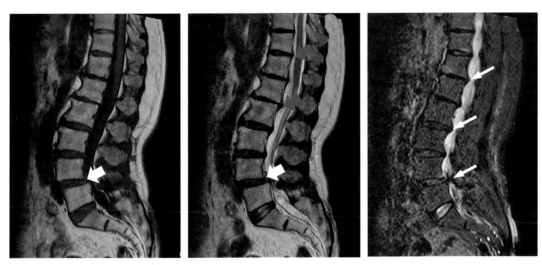

图 5-3-9 腰椎椎管狭窄症 MRI 矢状面表现

L$_4$椎体前滑脱（短白箭头），L$_{4\sim5}$椎管狭窄，多节段椎间盘突出（红箭头），腰椎退行性变。A.矢状位 T$_1$WI，L$_4$椎体前滑脱（短白箭头）；B.矢状位 T$_2$WI，L$_4$椎体前滑脱，椎管狭窄，脊髓明显受压（短白箭头）；C.矢状位 T$_2$WI 压脂，多节段椎间盘突出、椎管狭窄（长白箭头）

第四章 脊柱和脊髓肿瘤性病变

脊柱和脊髓肿瘤是指发生于脊柱和脊髓的原发性及继发性肿瘤，脊髓和马尾神经受压常引起一系列临床症状。大部分青少年脊柱肿瘤为良性，而中青年患者恶性肿瘤可能性较大。良性肿瘤常累及后方结构，恶性肿瘤则多累及前方椎体。脊髓肿瘤包括椎管及与脊髓相邻接的组织结构所发生的肿瘤。两性发病率相近，唯脊膜瘤女性多见，室管膜瘤男性多见。

第一节 脊柱转移瘤

一、概述

脊柱转移瘤是指脊柱外其他组织、器官的恶性肿瘤，包括癌、肉瘤和其他恶性病变转移至脊柱，但不包括多发性骨肿瘤。脊柱转移瘤主要来源是血行转移，少数可直接由邻近原发灶蔓延发病。脊柱转移瘤常引起一组综合征，包括疼痛、活动性或自主性功能障碍、感觉障碍，这些主要取决于肿瘤生长速度、骨质受累和破坏程度、神经受压程度和系统性疾病的进展。疼痛是有症状的脊柱转移瘤患者最常见的主诉，不同于局部疼痛，机械性背痛使用抗炎药和止痛药通常无效，随姿势和活动而变化。溶解性肿瘤由于骨质破坏，可导致病理性骨折或畸形。转移瘤也可导致神经根受累和脊髓受压，相应引起神经根病和脊髓病。另外，还会表现出系统性疾病的体征，包括消瘦、食欲减退或器官衰竭。对于肿瘤体积大的骶骨转移瘤病例，体格检查中可发现明显的椎旁甚至直肠团块。治疗原则为积极治疗原发癌、综合治疗转移瘤及对症支持治疗。

怀疑脊柱转移癌的患者应该做彻底的诊断性检查，包括病史与体格检查。警示信号包括脊椎损害症状（夜间痛、神经功能障碍、步态不稳）和系统性症状（体重减轻和器官功能衰竭）。询问患者吸烟史、环境或职业性暴露史和旅游史。问诊应涉及可增加癌症发病率的因素（HIV、炎症性条件和原位癌）及最近的癌症筛查情况和家族史。检测血细胞计数、生化和前列腺特异性抗原等，当考虑到多发性骨髓瘤时，加做血浆和尿蛋白电泳分析。

相关影像学检查：

X线平片：为确认溶解性和硬化性损害、病理性骨折、脊柱畸形和大体积团块的有效筛查检测工具；明确诊断常需要结合其他影像学检查。

MRI：由于 MRI 对脊柱软组织结构有良好的分辨率，因而在显示骨与软组织界限、提供肿瘤侵袭或骨、神经、椎旁结构受压的解剖学观察上敏感性更高。

放射性核素骨显像：是鉴别骨骼系统代谢活动增加区域的敏感方法。在椎体 30%～50% 部分受累前，与肿瘤相关的变化不能被 X 线平片所显示，而骨扫描能够较早地发现转移瘤，常较 X 线片早 3～6 个月甚至 18 个月发现病变，可一次性全身成像，其分辨率可达到 2mm，敏感性高。骨显像对骨转移性肿瘤的检出率达 94.3%，而 X 线片仅为 60%；某些肿瘤骨转移灶 X 线平片假阴性高达 50%，而骨显像对大多数转移瘤的总的假阴性率仅为 2%～5%。然而，由于核素扫描检测的是增强的代谢活动，而炎症或感染也可增强代谢活动，因此对转移病灶不具特异性，但结合同机 CT 影像可区分转移性病变和良性病变。

SPECT/CT 融合影像：常为多发、不规则的放射性"热"区（放射性分布异常浓聚），部分患者可呈单个"异常放射性浓聚"，可行 SPECT/CT 图像融合鉴别诊断。脊柱转移性肿瘤呈溶骨性骨质破坏时患者呈"冷"区（放射性分布稀疏、缺损）或"冷"区与"热"区并存。

二、病例分析

病例1　患者女性，77 岁，因"腰痛伴活动不利 3 个月，加重 1 周"入院。
入院诊断：腰骶椎转移瘤。
CT 检查：瘤体破坏骨质（图 5-4-1）。
MRI 检查：L_2、L_3 骨质破坏，椎体压缩性改变，椎间盘变性（图 5-4-2）。

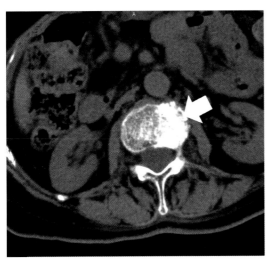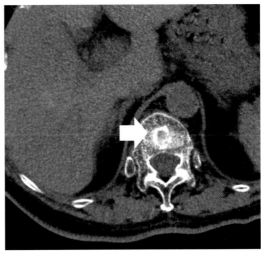

图 5-4-1　腰骶椎转移瘤 CT 横断面表现

箭头所指之处为瘤体破坏骨质

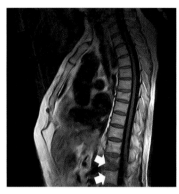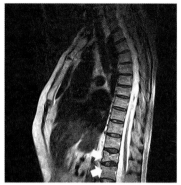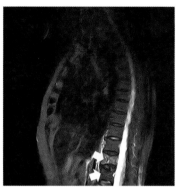

图 5-4-2　腰骶椎转移瘤 MRI 矢状面表现

$L_{2、3}$ 椎体骨质破坏，椎体压缩性改变（箭头）

病例 2　患者男性，54 岁，因"颈部疼痛，左手掌麻木 2 周余"入院。

入院诊断：C_7 椎体及附件，$T_{1、2}$ 椎体，左侧第 1 前肋多部位转移瘤。

SPECT/CT 检查：C_7 椎体及附件呈成骨性骨质破坏，放射性分布异常浓聚。软骨钙化并放射性分布稍浓聚（图 5-4-3 ～图 5-4-5）。

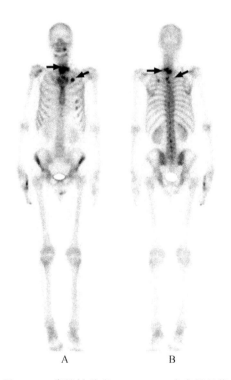

A　　　　　　　B

图 5-4-3　脊柱转移瘤 SPECT/CT 全身骨显像

A. 前位；B. 后位。全身诸骨显影清楚，颈椎下段、胸椎上段、左侧第 1 前肋及左侧第 4 ～ 5 前肋放射性分布稍浓集（箭头），全身其余骨及关节放射性分布左右对称、基本相似，未见放射性异常浓集及缺损影；肾影浅淡

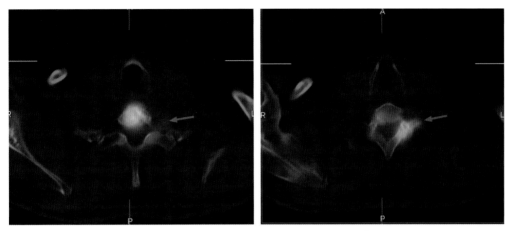

图 5-4-4　脊柱转移瘤 SPECT/CT 横断面显像

C_7 椎体及附件呈成骨性骨质破坏，放射性分布异常浓聚。软骨钙化并放射性分布稍浓聚（箭头）

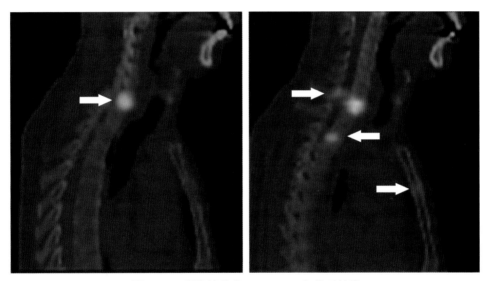

图 5-4-5　脊柱转移瘤 SPECT/CT 矢状面显像

C_7 椎体及附件、左侧第 1 前肋呈成骨性骨质破坏，$T_{1、2}$ 椎体局部密度稍高，未见确切骨质破坏征象，上述部位放射性分布异常浓聚。软骨钙化并放射性分布稍浓聚（箭头）

第二节　脊　膜　瘤

病例 1　患者男性，40 岁，因"左侧肩部疼痛 1 年"入院。

入院诊断：颈椎椎管内占位（$C_{2\sim3}$），脊膜瘤？神经鞘瘤？颈椎椎间盘突出（$C_{2\sim6}$）。

MRI 检查：$C_{2\sim3}$ 平面椎管内髓外硬膜下占位，考虑脊膜瘤或神经鞘瘤；$C_{2\sim3}$、$C_{3\sim4}$、$C_{4\sim5}$ 和 $C_{5\sim6}$ 椎间盘突出（图 5-4-6～图 5-4-8）。

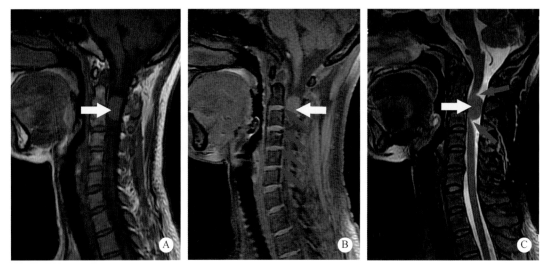

图 5-4-6　颈椎椎管内占位（C$_{2\sim3}$）MRI 矢状面表现

A. T$_1$WI；B. T$_1$WI 增强；C. T$_2$ 压脂。显示颈椎顺列，生理曲度变直，椎间隙无明显狭窄。椎体形态及信号未见异常。C$_{2\sim3}$ 平面椎管内硬膜下见卵圆形信号异常影（白箭头），约 1.6cm×1.2cm×2.0cm 大小，等长 T$_2$ 信号，增强后明显均匀强化，相应颈髓受压变形（C 图中红箭头），并向右移位，脊髓信号未见明显异常，病灶周围蛛网膜下腔增宽。C$_{2\sim3}$、C$_{4\sim5}$、C$_{5\sim6}$ 椎间盘轻度向后延伸，脊膜囊稍受压变形（B 图中红箭头）

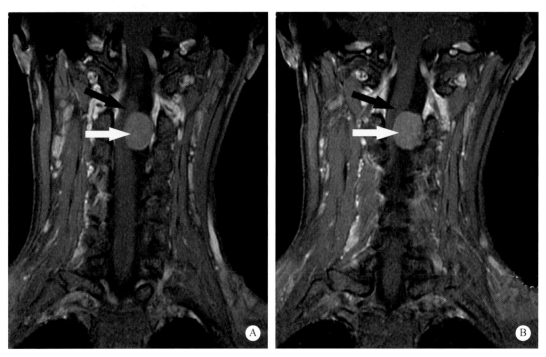

图 5-4-7　颈椎椎管内占位（C$_{2\sim3}$）MRI 冠状面表现

A、B. T$_1$WI 增强冠状位连续层面；C$_{2\sim3}$ 平面椎管内硬膜下见卵圆形信号异常影（白箭头），相应颈髓受压变形（黑箭头），并向右移位，病灶周围蛛网膜下腔增宽

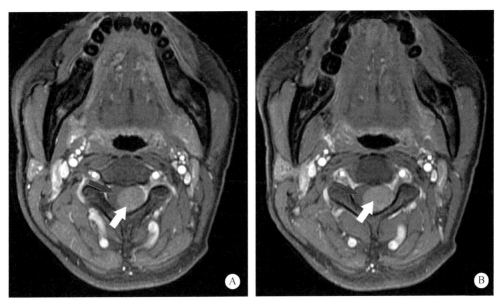

图 5-4-8　颈椎椎管内占位（$C_{2\sim3}$）MRI 横断面表现

A、B.T_1WI 增强横断位连续层面，$C_{2\sim3}$平面椎管内硬膜下见卵圆形信号异常影（白箭头），相应颈髓受压变形（红箭头），并向右移位

病例 2　患者男性，55 岁，因"右下肢活动不灵便 1 年余"入院。

入院诊断：$C_7 \sim T_1$椎管内占位性病变（脊膜瘤可能）。

MRI 检查：$C_7 \sim T_1$椎管内占位性病变，脊膜瘤可能性大（图 5-4-9 ～图 5-4-11）。

术后病理检查：HE 染色提示脊膜瘤（图 5-4-12）。

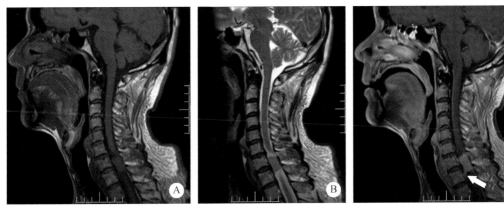

图 5-4-9　椎管内脊膜瘤 MRI 矢状位表现

可见 $C_7 \sim T_1$ 水平髓外硬膜下一等 T_1（A）、等 T_2（B）信号占位性病变，病灶基底与硬脊膜相连，增强扫描（C）可见明显均匀强化，邻近硬脊膜增厚、强化，似见"硬脊膜尾"征（箭头），大小约 1.2cm×2.3cm×2.3cm

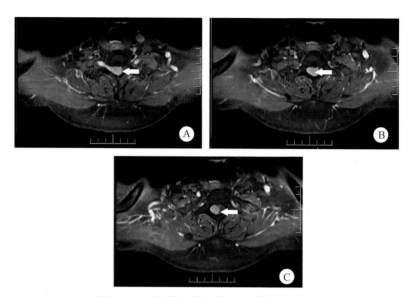

图 5-4-10　椎管内脊膜瘤 MRI 横断面表现

可见 $C_7 \sim T_1$ 病灶向右侧椎间孔区延伸（箭头），脊髓受压向左移位、变细，病灶明显均匀强化

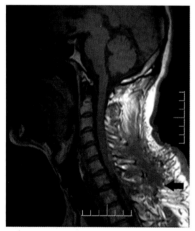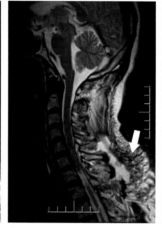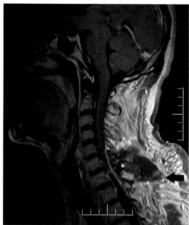

图 5-4-11　术后复查 MRI 表现

提示肿瘤已切除，术区呈术后改变（箭头）

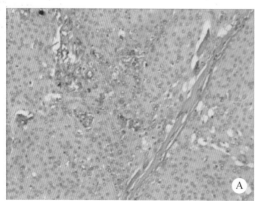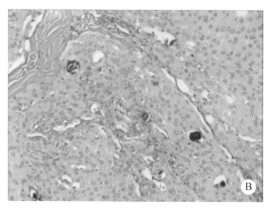

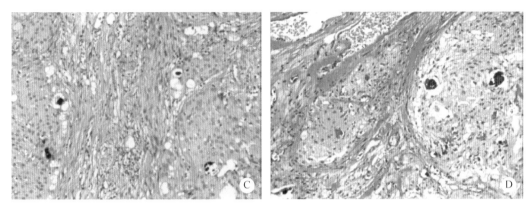

图 5-4-12　术后病理检查 HE 染色

光镜下椎管内占位性病变病检结果提示脊膜瘤

第三节　神经纤维瘤

病例　患者男性，25 岁，因"双下肢乏力 1 个月"入院。

入院诊断：多发颈胸椎管内肿瘤，神经纤维瘤病，双眼眶内肿物。

颈椎增强 MRI 检查：$C_{3\sim7}$ 平面椎板术后改变；$C_1 \sim T_2$ 平面椎管内外、颈部肌间隙、锁骨上及头颈部皮下弥漫性神经纤维瘤病（图 5-4-13 ～图 5-4-15）。

胸椎增强 MRI 检查：胸壁、胸椎椎管内及多发神经根袖、椎旁、纵隔内及皮下软组织弥漫性神经纤维瘤病；T_2 平面脊髓受压明显（图 5-4-16 ～图 5-4-18）。

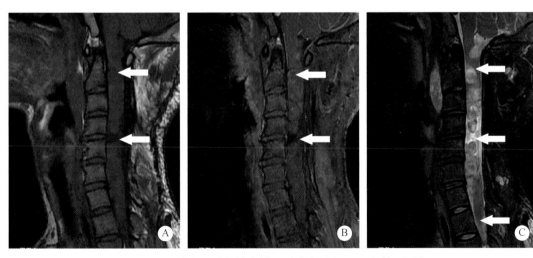

图 5-4-13　多发颈胸椎管内神经纤维瘤颈段 MRI 矢状面图像

A. T_1WI；B. T_1WI 压脂；C. T_2WI。$C_{3\sim7}$ 平面部分椎板及棘突术后改变，$C_1 \sim T_2$ 平面椎管内硬膜下见多发、大小不一的结节样信号异常，T_1WI 上呈低信号（A、B 图箭头），T_2WI 上呈不均匀高信号，增强后明显强化，内信号欠均匀（C 图箭头），病灶向两侧神经根管、椎管外、椎前、右侧椎板旁、颈部肌间隙、锁骨上及头颈部皮下延伸，呈弥漫结节样、链状及团块状，两侧椎间孔扩大，椎管内脊髓明显不均匀受压变形，脊髓信号尚未见明显异常

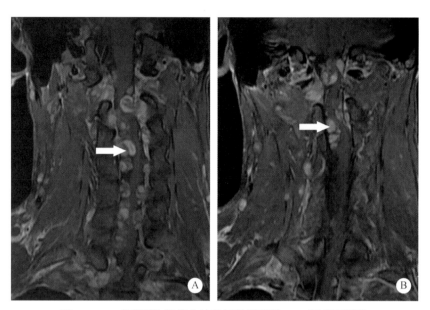

图 5-4-14 多发颈胸椎管内神经纤维瘤颈段 MRI 冠状面图像

A、B. T_1WI 压脂增强，显示颈段病灶向两侧神经根管、椎管外、右侧椎板旁、颈部肌间隙延伸，呈弥漫结节样（箭头）、链状及团块状，两侧椎间孔扩大

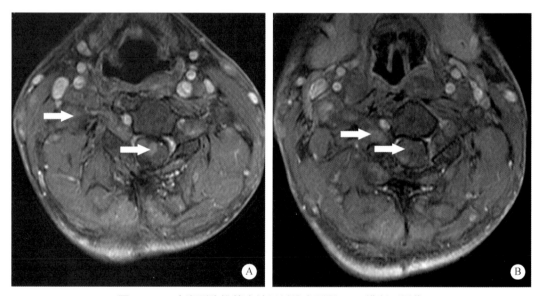

图 5-4-15 多发颈胸椎管内神经纤维瘤颈段 MRI 横断面图像

A ~ B. T_1WI 增强，显示颈段病灶向两侧神经根管、椎管外、右侧椎板旁、颈部肌间隙延伸，呈弥漫结节样、链状及团块状（箭头）

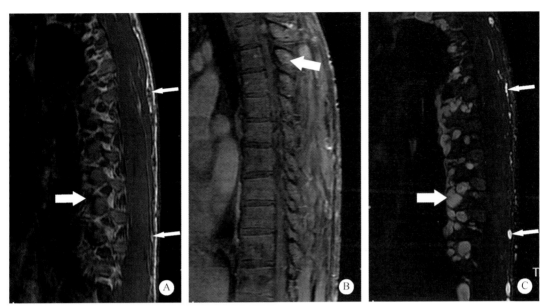

图 5-4-16　颈胸椎管内多发神经纤维瘤胸段 MRI 矢状面图像

A. T_1WI 矢状位；B. T_1WI 矢状位压脂序列；C. T_2WI 矢状位。显示多处神经根袖、椎旁（粗白箭头）及软组织内（细白箭头）多发、大小不一的结节样信号异常，T_1WI 上呈低信号（A、B），T_2WI 上呈不均匀高信号（C），增强后明显强化，内信号欠均匀，部分椎间孔扩大，椎管内脊髓局部受压，以 T_2 平面为著，脊髓信号尚未见明显异常，胸椎椎体形态、信号未见异常。生理曲度正常，椎间隙未见变窄

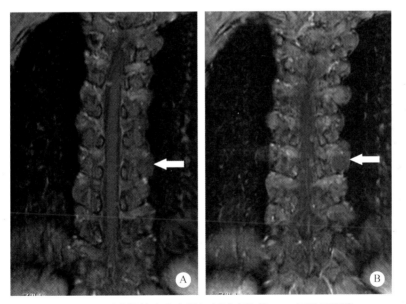

图 5-4-17　颈胸椎管内多发神经纤维瘤胸段 MRI 冠状面图像

A、B. T_1WI 增强，显示连续不同层面胸段病灶增强后明显强化，内信号欠均匀，部分椎间孔扩大（箭头），椎管内脊髓局部受压，以 T_2 平面为著，脊髓信号尚未见明显异常，胸椎椎体形态、信号未见异常。生理曲度正常，椎间隙未见变窄

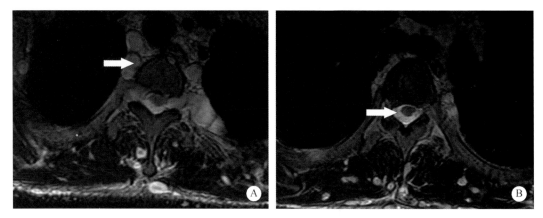

图 5-4-18　颈胸椎管内多发神经纤维瘤胸段 MRI 横断面图像

A、B.T₁WI 增强，显示连续不同层面胸段病灶在椎旁（A 图箭头）增强后明显强化，内信号欠均匀，椎管内脊髓局部受压（B 图箭头），脊髓信号尚未见明显异常

第四节　神经鞘瘤

病例 1　患者男性，31 岁，因"双下肢麻木 1 年"入院。

入院诊断：C₁、₂椎体水平椎管内外占位性病变（神经鞘瘤可能）。

MRI 检查：枕骨大孔水平、C₁、₂椎体水平椎管内外占位性病变（图 5-4-19～图 5-4-23）。

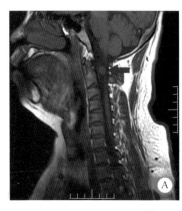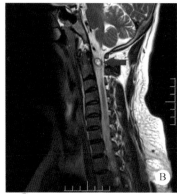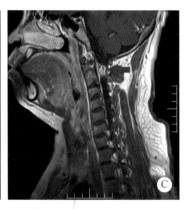

图 5-4-19　椎管内神经鞘瘤治疗前 MRI 矢状位图像

A.T₁WI；B. 为 T₂WI；C. 增强 T₁WI。提示枕骨大孔水平、C₁~₂椎管水平内占位性病变（箭头），病灶以等 T₁WI、长 T₂WI 信号为主，增强扫描呈明显强化，病灶中央坏死区无明显强化

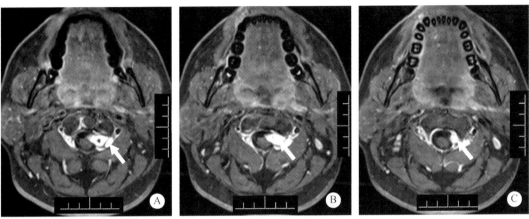

图 5-4-20　椎管内神经鞘瘤治疗前 MRI 横断面图像

MRI 轴位连续层面 T_1WI 增强提示病灶呈哑铃形自 $C_{1\sim2}$ 左侧椎间孔向外侧生长，大小约 2.18cm×1cm×1.46cm

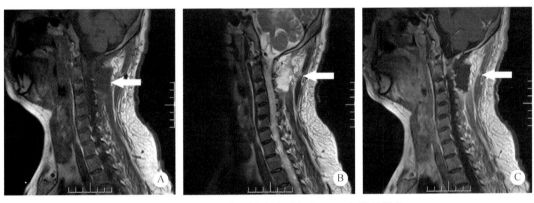

图 5-4-21　椎管内神经鞘瘤术后复查 MRI 矢状位图像

提示肿瘤已切除，局部呈术后改变

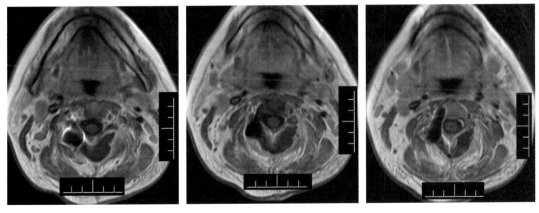

图 5-4-22　椎管内神经鞘瘤术后复查 MRI 横断面图像

提示肿瘤已切除，局部呈术后改变

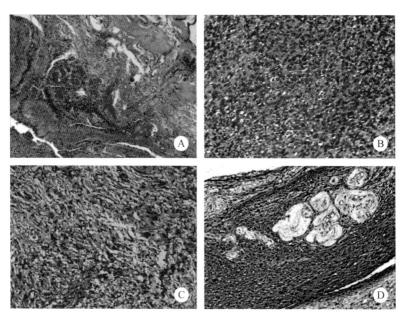

图 5-4-23 椎管内神经鞘瘤病理检查

A～C. HE 染色，光镜下见富含细胞的神经鞘瘤伴小灶非典型增生；D. 免疫组化，提示 S-100（+），其余结果为 MBP（-/+）、CD56（+）、Vim（+）、CK（-）、Ki-67：局部 1% 左右（+）、CD68（-）

病例 2　患者男性，38 岁，因"双下肢麻木不适 3 个月，加重 2 周"入院。

入院诊断：胸椎椎管（T_8）内神经鞘瘤。

胸椎 MRI 增强检查：$T_{8\sim9}$ 平面椎管内偏右侧见不规则形团状信号异常，约 2.5cm× 2.0cm×3.0cm 大小，病灶部分向椎间孔区生长，椎体后缘受压，局部椎管扩大，相应脊髓及硬膜囊明显受压推移（图 5-4-24～图 5-4-28）。

术后病理检查：HE 染色可见肿瘤细胞（图 5-4-29）。

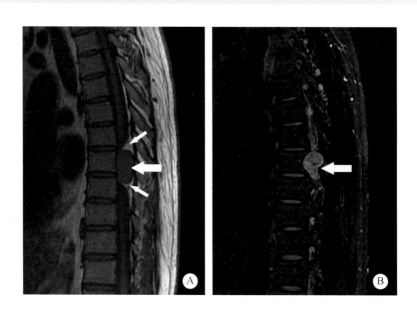

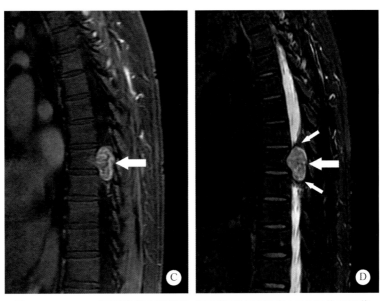

图 5-4-24 T$_{8\sim9}$ 平面椎管内硬膜外或硬膜下神经鞘瘤 MRI 矢状面图像

A. T$_1$WI；B. T$_2$WI；C. T$_1$WI 压脂增强；D. T$_2$WI 压脂。显示胸椎顺列，生理曲度存在，椎间隙无狭窄。T$_{8\sim9}$ 平面椎管内偏右侧见不规则形团状信号异常（粗白箭头），约 2.5cm×2.0cm×3.0cm 大小，T$_1$WI 上呈等低信号（A），T$_2$WI 上呈不均匀等高信号（B），增强后明显不均匀增高（C、D）。病灶部分向椎间孔区生长，椎体后缘受压，局部椎管扩大，相应脊髓及硬膜囊明显受压推移（细白箭头），脊髓信号尚正常。其余椎体及附件形态、信号未见异常

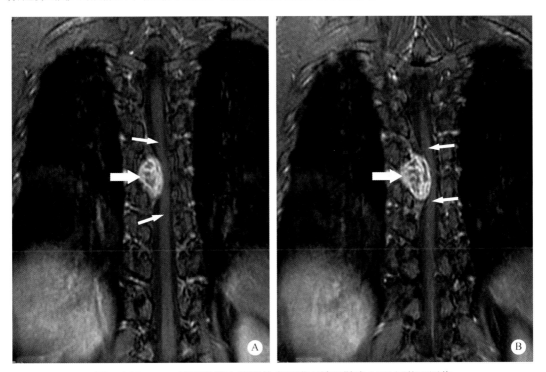

图 5-4-25 T$_{8\sim9}$ 平面椎管内硬膜外或硬膜下神经鞘瘤 MRI 冠状面图像

A、B. T$_1$WI 增强冠状位连续不同层面。胸椎顺列，椎间隙无狭窄。T$_{8\sim9}$ 平面椎管内偏右侧见不规则形团状信号异常（粗白箭头），T$_2$WI 上呈不均匀等高信号（A、B），增强后明显不均匀增高。相应脊髓及硬膜囊明显受压推移（细白箭头），脊髓信号尚正常

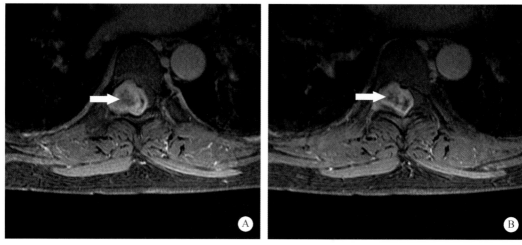

图 5-4-26　$T_{8 \sim 9}$ 平面椎管内硬膜外或硬膜下神经鞘瘤 MRI 横断面图像

A、B.T_1WI 增强横断位。胸椎顺列，椎间隙无狭窄。$T_{8 \sim 9}$ 平面椎管内偏右侧见不规则形团状信号异常（箭头）

病例 3　患者男性，50 岁，因"左侧腰部疼痛 3 年余，双下肢麻木 2 年"入院。

入院诊断：$T_{11 \sim 12}$ 椎管内占位（神经鞘瘤可能）。

MRI 检查：$T_{11 \sim 12}$ 椎管内髓外硬膜下占位性病变，神经鞘瘤可能（图 5-4-27 和图 5-4-28）。

术后病理检查：HE 染色可见肿瘤细胞（图 5-4-29）。

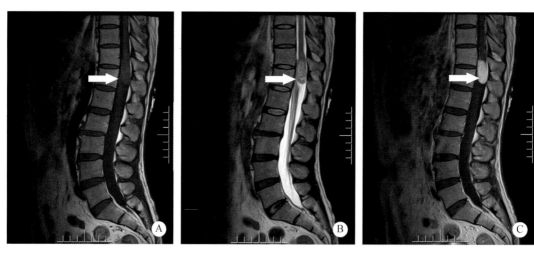

图 5-4-27　$T_{11 \sim 12}$ 椎管内神经鞘瘤 MRI 矢状位图像

A.T_1WI；B.T_2WI；C.增强后 T_1WI。提示 $T_{11 \sim 12}$ 椎管内髓外硬膜下占位性病变，神经鞘瘤（箭头）

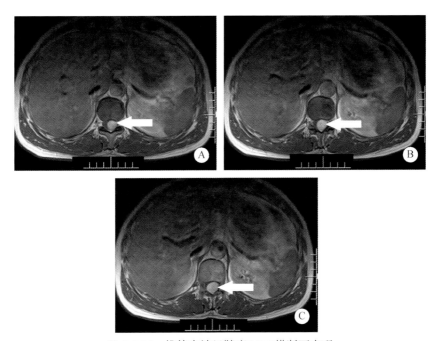

图 5-4-28　椎管内神经鞘瘤 MRI 横断面表现

A. T_1WI；B. T_2WI；C. 增强后 T_1WI。提示椎管内偏左侧神经鞘瘤，压迫脊髓（箭头）

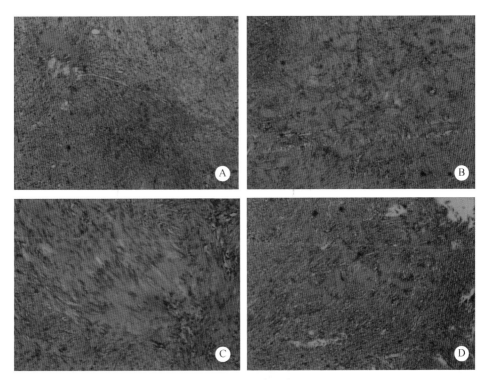

图 5-4-29　术后病理检查

"$T_{11\sim12}$椎管内外神经鞘瘤切除术＋钉棒系统内固定术"，术后标本 HE 染色结果：可见密集排列的肿瘤细胞，分化较好

第五节　脊柱淋巴瘤

一、概述

　　骨的原发性淋巴瘤是起源于骨髓中淋巴细胞的圆细胞肉瘤，其组织学特点、临床特点、病程及预后与尤因肉瘤明显不同，但两者的界限也并不是很明显，而骨的原发性淋巴瘤与全身性淋巴瘤的区别就更不明显了。骨的原发性淋巴瘤没有一种像全身性淋巴瘤那样的形态学及免疫学分类方法。

> **病例**　患者男性，53 岁，因"大小便障碍 1 个月余"入院。
>
> 入院诊断：脊柱淋巴瘤。
>
> PET/CT 检查：左侧骶尾部见不规则软组织肿块影（$S_{1\sim5}$ 水平），自骶管延伸至骶骨前方，骶骨骨质破坏，大小约 5.2cm×2.8cm×9.1cm，放射性异常浓聚，SUV_{max} 为 21.7；右侧髂骨、第 5 肋骨骨质破坏，放射性异常浓聚，SUV_{max} 为 5.9。左侧臀大肌前方可见一肿大淋巴结影，大小约 1.1cm×0.6cm，放射性异常浓聚，SUV_{max} 为 7.9。右侧脊柱生理弯曲存在，部分胸腰椎椎体前缘见唇样高密度突起，放射性分布未见明显异常（图 5-4-30 ～图 5-4-32）。

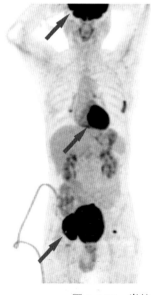
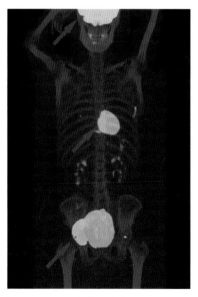

图 5-4-30　脊柱淋巴瘤 SPECT/CT 全身显像

双侧髋臼亦可见骨质破坏，放射性异常浓聚，SUV_{max} 为 24.7；左侧骶尾部见不规则软组织肿块影（$S_{1\sim5}$ 水平），自骶管延伸至骶骨前方，骶骨骨质破坏，大小约 5.2cm×2.8cm×9.1cm，放射性异常浓聚，SUV_{max} 为 21.7；右侧髂骨、第 5 肋骨骨质破坏，放射性异常浓聚，SUV_{max} 为 5.9。左侧臀大肌前方可见一肿大淋巴结影，大小约 1.1cm×0.6cm，放射性异常浓聚，SUV_{max} 为 7.9。右侧脊柱生理弯曲存在，部分胸腰椎椎体前缘见唇样高密度突起，放射性分布未见明显异常（箭头）

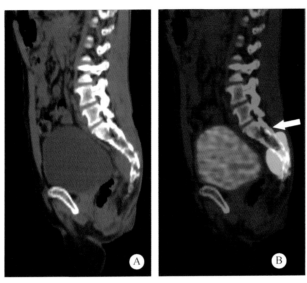

图 5-4-31　脊柱淋巴瘤矢状面 PET/CT 融合全身影像

A. CT 矢状面；B. PET/CT 融合图像。左侧臀大肌前方可见一肿大淋巴结影，大小约 1.1cm×0.6cm，放射性异常浓聚，SUV_{max} 为 7.9（箭头）

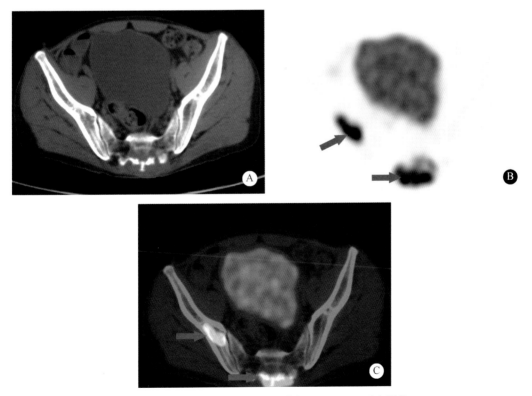

图 5-4-32　脊柱淋巴瘤骶椎部横断面 PET/CT 融合影像

双侧髋臼亦可见骨质破坏，放射性异常浓聚，SUV_{max} 为 24.7；左侧骶尾部见不规则软组织肿块影（$S_{1\sim5}$ 水平），自骶管延伸至骶骨前方，骶骨骨质破坏，大小约 5.2cm×2.8cm×9.1cm，放射性异常浓聚，SUV_{max} 为 21.7，左侧臀大肌前方可见一肿大淋巴结影，大小约 1.1cm×0.6cm，放射性异常浓聚，SUV_{max} 为 7.9（箭头）

第六节　椎管内畸胎瘤

病例　患者男性，12岁，因"双下肢疼痛4年，加重1周"入院。

入院诊断：$L_{1\sim2}$水平椎管内病变（畸胎瘤可能）。

4年前MRI检查：$L_{1\sim2}$水平椎管内占位性病变（图5-4-33和图5-4-34）。

复查MRI：$L_{1\sim2}$水平椎管内异常信号，强化范围上下径较前缩小，前后径较前略大（图5-4-35和图5-4-36）。

复发术后病理检查：HE染色提示畸胎瘤（图5-4-37）。

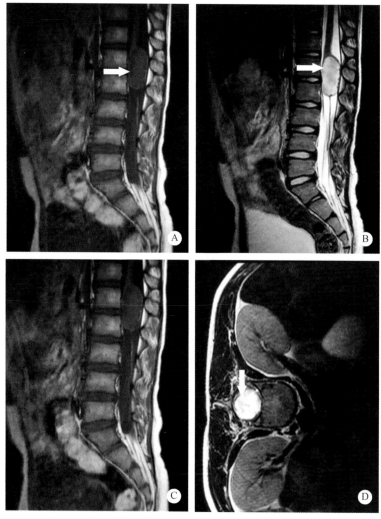

图5-4-33　椎管内畸胎瘤4年前术前MRI表现

A. T_1WI平扫，$L_{1\sim2}$水平椎管内椭圆形稍长T_1影，病变以囊性变为主（箭头）；B. T_2WI平扫，提示病变呈长T_2信号（箭头）；C. T_1WI增强，早期病灶后缘强化，其内未见强化；D. T_1WI增强延迟后，病灶呈均匀强化（箭头）

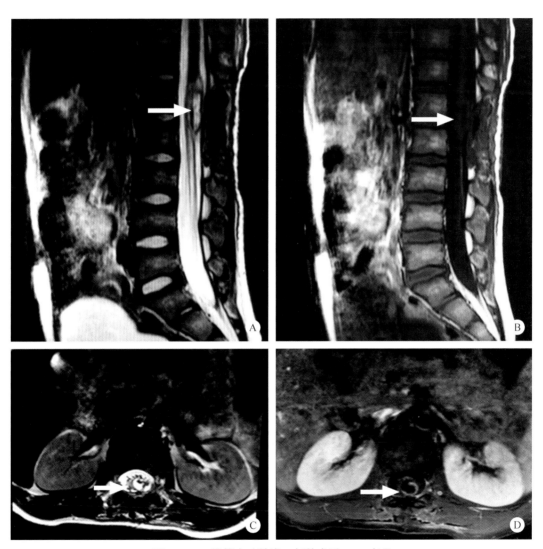

图 5-4-34　椎管内畸胎瘤 4 年前术后 MRI 表现

A. T$_1$WI 平扫，提示 L$_{1\sim2}$ 水平椎管内病变范围较术前缩小（箭头）；B. T$_2$WI 平扫, 提示较术前长 T$_2$ 信号影明显缩小（箭头）；
C. T$_2$WI 轴位, 提示病灶较术前明显缩小（箭头）；D. 轴位增强, 提示肿瘤大部分切除, 少量强化（箭头）

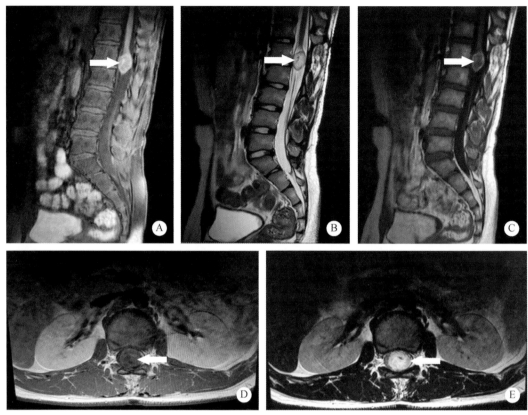

图 5-4-35　椎管内畸胎瘤复发术前 MRI 表现

A. T_1WI 平扫，提示 $L_{1\sim2}$ 水平椎管内病变范围较第一次术前缩小（箭头）；B. T_2WI 平扫，提示病变呈椭圆形囊性长 T_2 信号影（箭头）；C. 增强，提示肿瘤边缘强化（箭头）；D. T_1WI 平扫轴位，显示椎管内病灶（箭头）；E. 轴位 T_1WI 增强，提示肿瘤边缘强化（箭头）

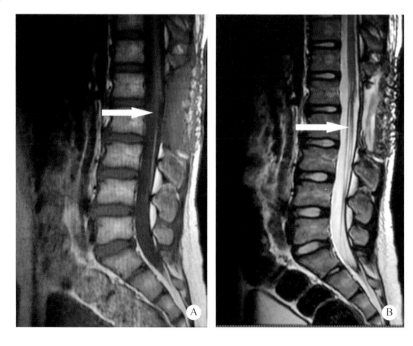

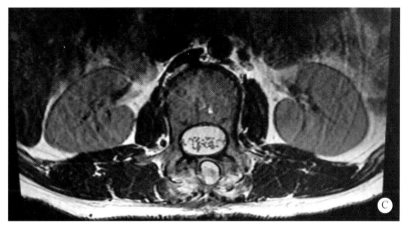

图 5-4-36　复发术后复查 MRI 表现

T_1WI（A）、T_2WI（B）、MRI 轴位 T_2WI（C）均提示椎管内病变已切除

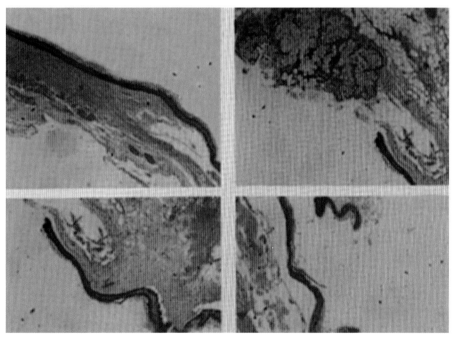

图 5-4-37　复发术后病理检查

光镜下 HE 染色，标本内含有皮肤附件及毛发，提示畸胎瘤

第七节　脊髓胶质瘤

病例　患者女性，46 岁，因"间断左下肢无力 2 年，发现胸髓占位 1 周"入院。

入院诊断：胸髓占位。

MRI 检查：胸髓低级别胶质瘤可能（图 5-4-38）。

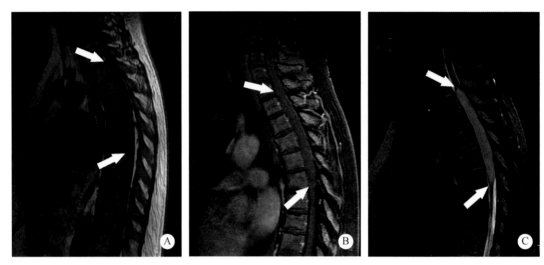

图 5-4-38　脊髓胶质瘤 MRI 表现

A.T_1WI 矢状面；B.T_2WI 矢状面；C.T_2 压脂。提示胸椎顺列，椎体边缘变锐利，信号未见异常。胸椎间隙未见狭窄。$T_{1\sim6}$平面脊髓肿大、增粗，呈稍长 T_1、长 T_2 信号影，信号不均匀，边界不清，偏向脊髓右侧（箭头），增强后病灶轻度强化，中央管未见明显扩张，软组织无异常信号

第五章　脊髓血管性病变

脊髓血管性病变指脊髓血管异常导致的疾病。由于脊髓独特的结构和血管分布解剖特点，导致临床表现多样，缺血性和出血性表现均可发生。新的成像技术可提高临床辨识能力，早期治疗。

第一节　海绵状血管瘤

病例　患者男性，31岁，因"突发右手无力2个月余，再次加重5天"入院。

入院诊断：颈髓血管畸形伴出血。

颈椎MRI检查：颈髓海绵状血管瘤可能。$C_{6\sim7}$平面脊髓信号异常，考虑血管性病变，海绵状血管瘤伴陈旧性出血可能大，周围脊髓水肿（图5-5-1和图5-5-2）。

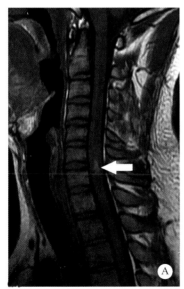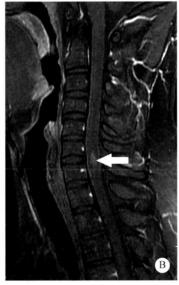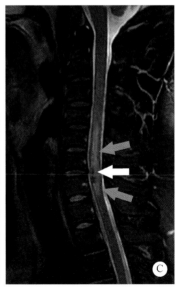

图5-5-1　$C_{6\sim7}$平面脊髓内海绵状血管瘤伴出血 MRI 矢状面图像

A. T_1WI；B. T_2WI；C. T_2压脂。$C_{6\sim7}$平面脊髓内见小片状信号异常，T_1WI上呈低信号（A图白箭头），T_2WI上呈结节状不均匀高信号（B图白箭头），增强后未见明显强化，病灶约 6.6mm×7.4mm×15mm 大小，周围 $C_{4\sim7}$平面脊髓肿胀，呈条片状等 T_1、长 T_2 信号异常（C图白箭头及灰箭头）。其余椎管内未见异常信号区及异常强化，椎旁软组织未见明显异常

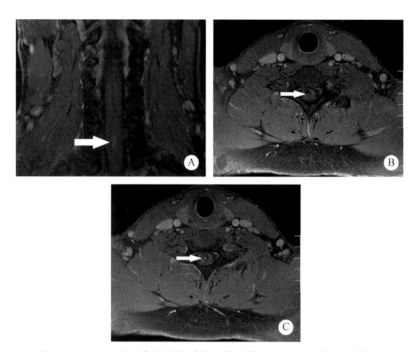

图 5-5-2 $C_{6\sim7}$ 平面脊髓内海绵状血管瘤伴出血 MRI 矢状面图像

A.T_1WI 增强冠状位；B、C.T_1WI 增强横断面连续层面；$C_{6\sim7}$ 冠状面见小片状信号异常（A 图箭头），增强后未见明显强化，$C_{6\sim7}$ 横断面见小片状信号异常（B、C 图箭头）

第二节   硬脊膜动静脉瘘

病例   患者男性，48 岁，因"突发双下肢无力 4 天"入院。

入院诊断：胸段硬脊膜动静脉瘘。

脊髓血管造影：胸段硬脊膜可见粗大、迂曲的血管影，硬脊膜动静脉瘘可能性大（图 5-5-3）。

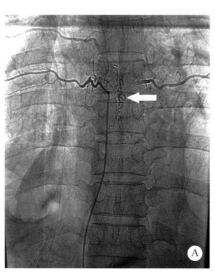
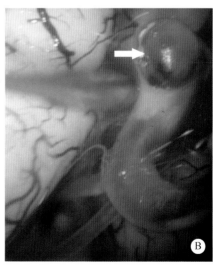

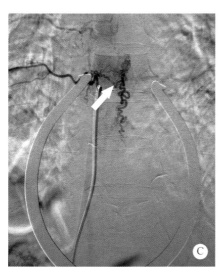
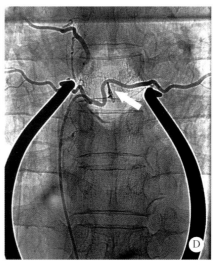

图 5-5-3　硬脊膜动静脉瘘脊髓血管造影

A. 脊髓血管造影，见胸段硬脊膜粗大、迂曲的血管影（箭头），提示硬脊膜动静脉瘘。B. 手术显微镜下所见畸形血管［供血动脉及粗大蚓蚓状引流静脉（箭头）］，随后杂交手术下行胸段脊髓动静脉畸形夹闭术。C. 数字血管机下脊髓血管造影，寻找瘘口，术中见胸段硬脊膜粗大、迂曲的血管影（箭头），提示硬脊膜动静脉瘘。D. 显微镜下夹闭瘘口后，再次脊髓血管造影，见动脉瘤夹（箭头），其周围未再显示粗大、畸形的血管影像

第三节　硬脊膜外血肿

病例　患者男性，28 岁，因"腹痛 16 小时，双下肢不能活动 10 小时"入院。

入院诊断：$T_{7\sim9}$ 水平椎管内硬脊膜外血肿。

MRI 检查：$T_{7\sim9}$ 水平椎管内硬脊膜外血肿可能（图 5-5-4 和图 5-5-5）。

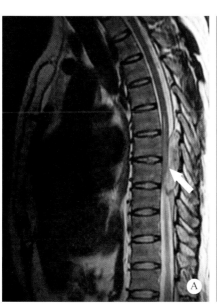
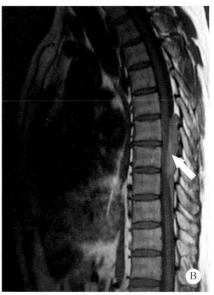

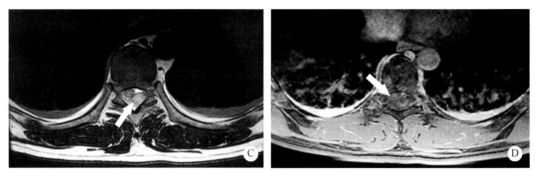

图 5-5-4 椎管内硬脊膜外血肿术前 MRI 表现

术前 MRI T_2WI（A）、T_1WI（B）、T_2WI 轴位（C）、T_1WI 增强（D），提示 $T_{7\sim9}$ 椎管内硬脊膜外血肿（背侧偏左），邻近胸髓明显受压并水肿（箭头）

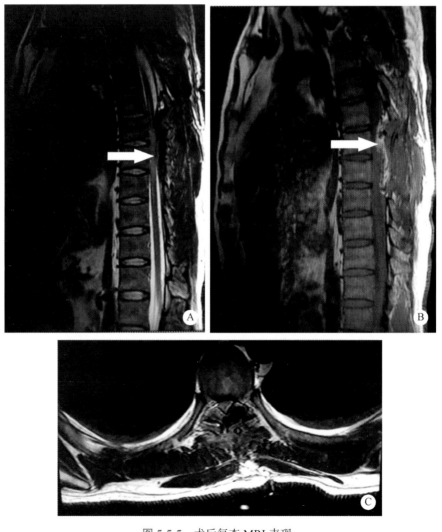

图 5-5-5 术后复查 MRI 表现

提示血肿已清除，但邻近脊髓信号不均（箭头），T_2WI（A）、T_1WI（B）、T_2WI 轴位（C）为胸髓水肿表现

第六章　脊柱其他疾病

脊柱其他疾病，主要包括根据前几章不易分类的脊柱疾病，本章主要讨论脊柱结核和强直性脊柱炎。

第一节　脊柱结核

一、概述

脊柱结核常为继发病，原发病为肺结核、消化道结核或淋巴结核等，经血液循环途径造成骨与关节结核。脊柱结核居全身骨关节结核的首位，其中以椎体结核占大多数，附件结核十分罕见。在整个脊柱中，腰椎活动度最大，腰椎结核发生率也最高，胸椎次之，颈椎再次之，至于骶、尾椎结核则甚为罕见。根据病史、临床表现、体征、X线片、CT、MRI及实验室检查，临床不难确定诊断。

本病起病缓慢，有低热、疲倦、消瘦、盗汗、食欲不振与贫血等表现。儿童常有夜啼、呆滞或性情急躁等。疼痛常是最先出现的症状，病程长者夜间也会有疼痛，后期常有冷脓肿形成。颈椎结核除有颈部疼痛外，还有上肢麻木等神经根受刺激表现，咳嗽、喷嚏时会使疼痛与麻木加重；如果疼痛明显，患者常用双手撑住下颌，使头前倾、颈部缩短，姿势十分典型。胸椎结核脊柱后凸十分常见，患者常因偶然发现有胸椎后凸畸形才来就诊。腰椎结核患者从地上拾物时，不能弯腰，需挺腰屈膝屈髋下蹲才能取物，称拾物试验阳性。

X线及CT检查可观察病变处骨质破坏和椎间隙狭窄，可见有空洞和死骨形成，并可直观观察病变周围软组织的寒性脓肿表现，在慢性病例可见多量钙化阴影。MRI检查具有早期诊断价值，在炎性浸润阶段即可显示异常信号，还可用于观察脊髓有无受压和变性。

放射性核素骨显像已成为最能体现核医学影像技术优势、临床使用频率最高的核医学检查项目之一。静脉注射骨显像剂后，其主要通过化学吸附和离子交换两种方式进入骨内与羟基磷灰石晶体结合，利用核医学仪器探测放射性核素所发射出的 γ 射线，即可得到全身骨骼的影像。其为功能性影像，可一次性全身成像，可早 3～6 个月发现病变。SPECT/CT 融合影像在观察功能同时还可观察病变结构改变。

SPECT/CT 融合影像异常表现：中心型的骨质破坏集中在椎体中央，椎体可能压缩成楔形，这时成骨活跃，影像呈异常放射性浓聚增强。边缘型的骨质破坏集中在椎体的上缘或下缘，很快侵犯至椎间盘，表现为椎体终板的破坏和进行性椎间隙狭窄，并累及邻近两个椎体，边缘区骨质产生溶骨性病理改变，影像呈异常放射性减低，周边反应性骨质硬化呈放射性浓聚增强。另外，同机CT还可以观察到病变处椎间隙变窄或消失、后突畸形、椎旁冷脓肿及死骨形成。

二、病例分析

病例1　患者男性，40岁，因"反复腰痛2年，加重半年"入院。

入院诊断：腰椎结核伴椎旁脓肿形成。

腰椎X线、CT、MRI检查：L_3、L_4、L_5、S_1椎体结核，并左侧椎旁脓肿（图5-6-1~图5-6-4）。

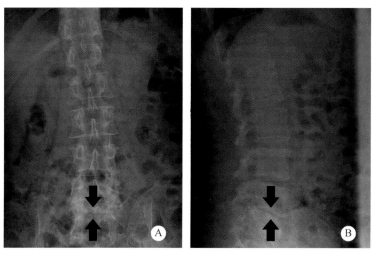

图5-6-1　腰骶椎结核伴椎旁脓肿形成X线表现

$L_{3\sim4}$椎间隙变窄，$L_{4\sim5}$椎间隙变窄明显。A.正位片；B.侧位片。显示腰骶关节变窄，关节面模糊、欠清晰，骨质密度不均，椎间隙变窄（箭头），似有前缘骨质破坏

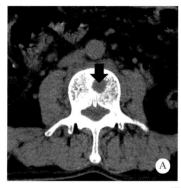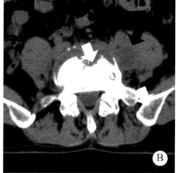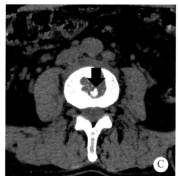

图5-6-2　腰椎结核伴椎旁脓肿CT表现

A.腰椎横断面可见椎体内骨质破坏（黑箭头）；B.S_1椎体骨质密度不均（白箭头），内见明显骨质吸收破坏，部分椎体边缘骨质不光滑，左侧腰骶椎旁可见一液性软组织块影（黑箭头）；C.L_4椎体广泛不规则骨质破坏，边缘轻度硬化，其内散在颗粒状死骨（黑箭头）

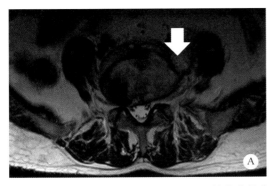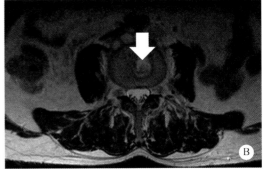

图 5-6-3　腰椎结核伴椎旁脓肿形成 MRI 横断面表现

S_1 椎体骨质破坏（B 图箭头），病变累及相应椎间盘，周围软组织内见稍高信号（考虑脓肿形成，A 图箭头），椎管内未见异常信号

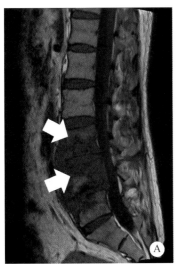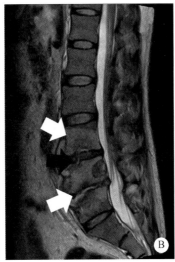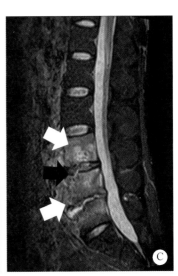

图 5-6-4　腰椎结核伴椎旁脓肿形成 MRI 矢状面表现

A. T_1WI，L_3 椎体下部与 L_4 椎体大片不均匀低信号（白箭头），提示骨质破坏。B. T_2WI、C. 压脂 T_2WI，L_3 椎体下部与 L_4 椎体大片不均匀高信号（白箭头），椎间盘与椎体分界不清（黑箭头）；$L_{3\sim4}$ 椎间盘信号不均

　　病例 2　患者女性，63 岁，因"腰背痛 6 个月余"入院。

　　入院诊断：T_7、T_8 椎体结核。

　　SPECT/CT 检查：胸椎局部右凸左弯改变，T_7 椎体、T_8 椎体、双侧膝关节及双侧踝关节放射性异常浓集（图 5-6-5 ～图 5-6-7）。

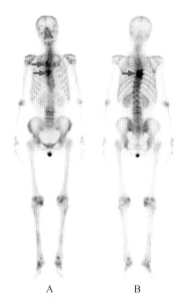

图 5-6-5   脊柱结核 SPECT/CT 全身骨显像

A. 前位；B. 后位。全身诸骨显影清楚，胸椎局部右凸左弯改变，T_7 和 T_8 椎体、双侧膝关节及双侧踝关节放射性异常浓集（箭头），其余骨放射性分布左右对称、基本相似；可见双肾影像

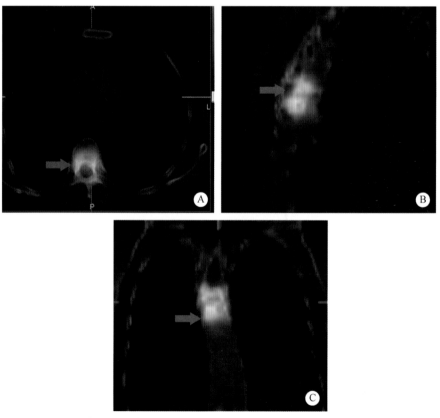

图 5-6-6   脊柱结核横断面、矢状面及冠状断面 SPECT 胸椎断层融合影像

显示 T_7、T_8 椎体放射性异常浓集（箭头）

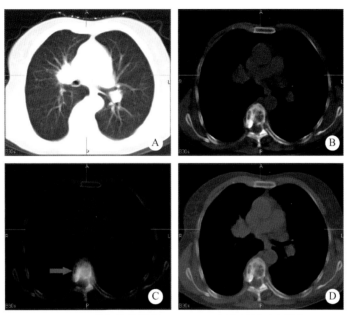

图 5-6-7　脊柱结核横断面 SPECT 胸椎断层融合影像

显示 T$_7$ 和 T$_8$ 椎体骨质破坏，局部椎体呈 "鼠咬状" 改变，病变部位放射性异常浓聚；T$_7$ 和 T$_8$ 椎体压缩变扁，相应椎间隙变窄，椎体附件未见破坏（箭头）

第二节　强直性脊柱炎

病例　患者男性，28 岁，因 "脊柱僵硬持续加重 1 年" 入院。

入院诊断：强直性脊柱炎。

CT、MRI 检查：颈、胸、腰、双髋关节强直性脊柱炎改变（图 5-6-8 ～图 5-6-11）。

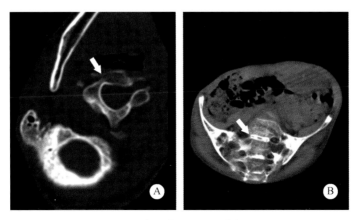

图 5-6-8　强直性脊柱炎 CT 横断面表现

A. 显示颈椎椎体呈 "方形椎"；B. 显示腰骶椎椎体缘呈不同程度的唇刺状骨质增生影，见竹节骨桥形成；各椎弓小关节面模糊、粗糙；关节间隙明显变窄

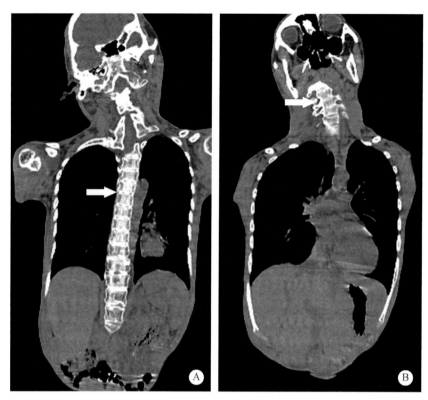

图 5-6-9　强直性脊柱炎 CT 冠状面表现

显示颈、胸诸椎体结构模糊，上下关节突显示紊乱，骨性融合，颈、胸、腰椎脊柱显示僵硬，呈竹节样改变（箭头）

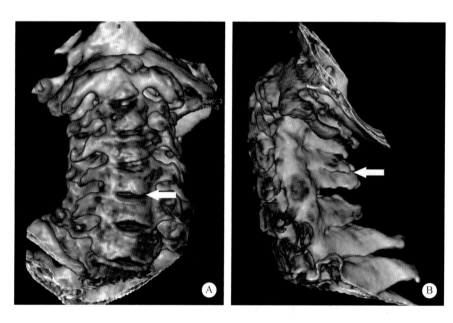

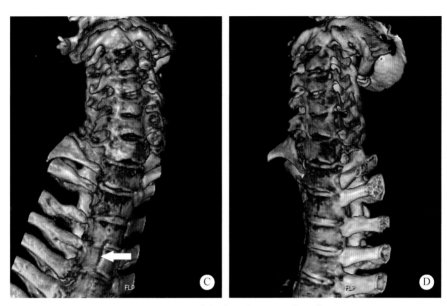

图 5-6-10 强直性脊柱炎 CT 三维重建

A、B. 颈椎三维重建；C、D. 颈、胸椎三维重建。显示椎体间骨性融合（A 图箭头），棘突融合（B 图箭头），胸椎椎体呈竹节样改变（C 图箭头）

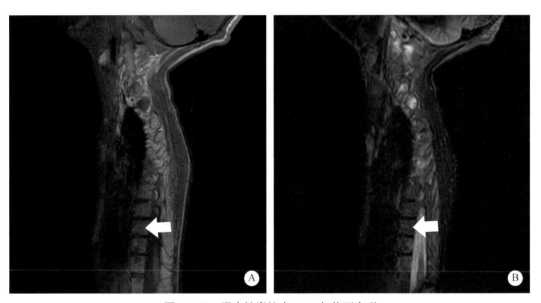

图 5-6-11 强直性脊柱炎 MRI 矢状面表现

A. 颈、胸椎生理曲度未见异常，椎体呈"方形"改变（箭头）；B. T₂WI 压脂序列显示颅底及颈椎交界处结构异常，相应水平段脊髓后缘受压，片内脊髓内未见异常信号改变，黄韧带未见增厚，周围软组织内未见异常信号改变